関節リウマチ患者と家族のための
生活を楽しむ知恵と技

監修／植木幸孝

くらしかた、動きかた、介助のしかたがわかる！

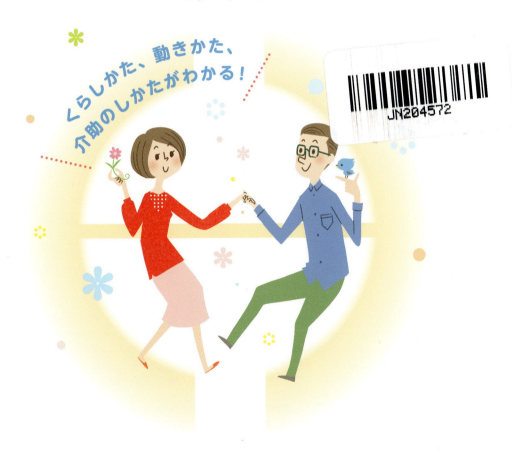

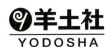
羊土社
YODOSHA

謹告

　本書に記載されている診断法・治療法に関しては，発行時点における最新の情報に基づき，正確を期するよう，著者ならびに出版社はそれぞれ最善の努力を払っております．しかし，医学，医療の進歩により，記載された内容が正確かつ完全ではなくなる場合もございます．

　したがって，実際の診断法・治療法で，熟知していない，あるいは汎用されていない新薬をはじめとする医薬品の使用，検査の実施および判読にあたっては，まず医薬品添付文書や機器および試薬の説明書で確認され，また診療技術に関しては十分考慮されたうえで，常に細心の注意を払われるようお願いいたします．

　本書記載の診断法・治療法・医薬品・検査法・疾患への適応などが，その後の医学研究ならびに医療の進歩により本書発行後に変更された場合，その診断法・治療法・医薬品・検査法・疾患への適応などによる不測の事故に対して，著者ならびに出版社はその責を負いかねますのでご了承ください．

発刊のあいさつ

　本書の監修をされた植木幸孝先生は2005年から2014年まで佐世保中央病院の病院長として勤務され、2014年から現在に至るまで白十字会グループの常務理事を務められております。当法人は1929年に開設し、1951年には財団、2011年には社会医療法人となり、創業90年を迎えます。白十字会は地域のインフラとして貢献し続けるために、患者さん・ご利用者のみなさまにとって信頼と安心を与える価値の高いサービスを提供することを目的にさまざまな取り組みを行ってきました。

　なかでも「糖尿病・リウマチ・膠原病センター」は、医師・看護部・リハビリテーション部・栄養課など多職種協働で、職種を超えた仲間意識のもとチームで取り組む素晴らしい体制が構築されています。特に連携は強化されており、地域医療（ララサークル）連携パス稼働300件の実績があり患者さんを中心に、かかりつけ医やスタッフのみなさまと顔の見える連携を展開しています。

　本書は、当法人の「リウマチケア」に関するエッセンスを領域ごとにまとめてあります。患者さん・ご家族のみなさまが見てすぐに活用でき、医療従事者にとっても説明などに活用できる内容となっています。

　本書を通じて、関節リウマチにかかわるみなさまが日常生活を楽しく自分らしく生き生きと生活していただけることを願っております。

2018年3月

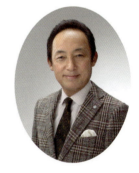

社会医療法人財団 白十字会 理事長
富永雅也

読者のみなさまへ

　関節リウマチ医療はめまぐるしく進歩し、関節破壊を抑え身体機能低下を食い止められるようになり、リウマチケアにおいて、関節保護・寝返り～起きあがり～座位～移乗動作に関連した介護負担も軽減してきています。日常生活動作についても、多くの福祉用具が開発され、できる限り自分で行える環境を整えることも可能になってきています。しかし在宅医療が叫ばれるなか、今後は、日常生活動作の介助量が重度な患者さんは、在宅での療養生活が必要になり、また、自立して日常生活が行えている患者さんについても、介護予防や健康維持に努めていかなくてはいけません。

　リウマチが進行してしまった患者さんを一生懸命介護されている公務員を退職されたばかりのご主人がおられました。お話を聞くと、「いやー、見よう見まねですよ。家内がこんなに大変な状況で生活してたなんて退職するまではわかりませんでした。今は罪滅ぼしの気持ちで毎日介護してます」。はっとしました。われわれは、病気についてはよく説明していましたが、きちんとしたケア指導はほとんどできていませんでした。

　そこで、日常生活における関節保護のポイントや、寝返り～起き上がり～座位～立位～移乗における身体の使い方、介助者の介護ポイント・身体の使い方、入浴動作・排泄動作・食事動作などにおける快適な環境調整の行い方、日常で楽しく行える関節リウマチ体操などが解説されていて、ケアを受ける（患者さん）側にとっては、『苦痛なく、残存能力を発揮しながら日常生活を送り、安全・安心に介助を受けることができる』、またケアを行う介助者（ご家族）にとっては、『介助者として安全で安心して負担なく継続できるケア』を支える技術を習得できることを目的に、誰にでもわかりやすい本・DVDを作成したいと思いました。

　患者さん・ご家族のみなさまが見てすぐに活用でき、医療従事者にとっても指導に活用できる内容となっていますので、本書を読んでいただき、関節リウマチにかかわるみなさまが日常生活を楽しく自分らしく生き生きと生活していただきたいと願っています。

　さいごに、本書の作成にあたって企画から多大なるご協力をいただいた羊土社の中林雄高氏に深謝します。

　2018年3月

社会医療法人財団 白十字会 佐世保中央病院
リウマチ・膠原病センター臨床研修・研究統括部長
植木幸孝

関節リウマチ患者と家族のための
生活を楽しむ知恵と技
くらしかた、動きかた、介助のしかたがわかる

発刊のあいさつ …………………………………………………………………富永雅也　3

読者のみなさまへ …………………………………………………………………植木幸孝　5

第 1 章 ｜ 自宅で安心して暮らすための治療と生活支援

1 関節リウマチの治療目標………………………………………… 10

2 在宅生活の支援について………………………………………… 14

第 2 章 ｜ 日常生活を送る上で知っておきたい知識と工夫

1 関節保護…………………………………………………………… 24

2 関節保護の実践例………………………………………………… 26

3 エネルギー保存（節約）………………………………………… 29

4 環境整備…………………………………………………………… 32

5 靴を選ぶときのポイント………………………………………… 36

第 3 章 ｜ 身につけたい生活に役立つ技

1 関節リウマチケアのポイント DVD ………………………… 38

2 ベッド上での基本姿勢 DVD ………………………………… 39

3 ベッド上での基本動作と介助 DVD ………………………… 43

4 食事 DVD …………………………………………………… 57

5 整容〜身だしなみを整える DVD …………………………… 61

6 更衣〜着替え DVD …………………………………………… 65

7 トイレ動作 DVD ……………………………………………… 77

8 入浴 DVD ……………………………………………………… 81

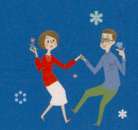

Contents

第4章 | リウマチの楽しい体操
1. リウマチ体操の目的と注意点 DVD ……………………… 90
2. 上半身のリウマチ体操 DVD ……………………………… 91
3. 下半身のリウマチ体操 DVD ……………………………… 104
4. 体幹のリウマチ体操 DVD ………………………………… 108

第5章 | 在宅生活における日常生活の工夫点
1. 生活のなかでの心がけ DVD ……………………………… 112
2. 関節リウマチと共に安心して在宅生活を送る秘訣 ……… 116
3. 関節リウマチと共に生きる夫婦、二人三脚での歩み (実際の声) DVD …… 118

第6章 | 関節リウマチ診療に携わる医療者の方へ
関節リウマチ診療における看護師の役割と思い ……………………… 124

付録DVD Contents

1. 関節リウマチとともに～質の高い生活を送るために大切なこと〔18分7秒〕
   - 関節リウマチとともに暮らす工夫

2. やってみよう！リウマチ体操～リウマチケアで大切な運動療法〔26分17秒〕

3. ベッド上での介助ポイント～生活に役立つ実践技術〔21分54秒〕
   - リウマチケアのポイント　　■ 基本姿勢と介助
   - 基本動作と介助①　　■ 基本動作と介助②

4. 日常生活のポイント～生活に役立つ実践技術〔38分11秒〕
   - 関節リウマチの日常生活での注意点　　■ 食事　　■ 整容
   - 更衣　　■ 排泄　　■ 入浴

執筆者一覧

■ 監修・執筆

植木幸孝
社会医療法人財団白十字会 佐世保中央病院
リウマチ・膠原病センター臨床研修・研究統括部長

■ 執筆 （五十音順）

大平康智
佐世保中央病院 リハビリテーション部 作業療法課

加藤陽子
佐世保中央病院 糖尿病リウマチ膠原病センター

兼石　匠
佐世保中央病院 リハビリテーション部 作業療法課

谷村祐香
佐世保中央病院 リハビリテーション部 作業療法課

田渕真理子
燿光リハビリテーション病院 地域連携部 医療ソーシャルワーカー

野口早由里
佐世保中央病院 糖尿病リウマチ膠原病センター

松村恭子
燿光リハビリテーション病院 地域連携部 医療ソーシャルワーカー

■ 編集協力

中村洋子
白十字会 経営戦略本部 ケア技術向上推進室

佐世保中央病院 リハビリテーション部 作業療法課一同

第 **1** 章

自宅で安心して暮らすための治療と生活支援

関節リウマチ治療を成功に導くためには、患者さんも医療者がどのような考え方に基づいて治療に取り組んでいるのかを知っておくことが大切です。そこで本章ではまずT2Tという世界中のリウマチ医が共有している治療に対する考え方を紹介します。また、章の後半では患者さんの心身的・経済的負担を軽減するために整備されているさまざまな社会保障制度を紹介したいと思います。

第 1 章

自宅で安心して暮らすための治療と生活支援

1 関節リウマチの治療目標

　関節リウマチ治療の目標は、寛解（症状がほぼ消失した状態）の達成・維持です。そして、関節破壊の進行をより早い段階で食い止めることです。従来の関節リウマチ治療は、基礎療法を根幹に、薬物療法、リハビリテーション、手術療法、ケアの4本柱で行われてきました。これまでの関節リウマチ治療目標では、関節の痛みをなんとか軽減させ、関節の破壊もできるだけ少なく、また壊れてもそのスピードを遅らせることが精いっぱいで、抗リウマチ薬〔例えば関節リウマチ治療の中心的な薬であるMTX（メトトレキサート：リウマトレックス®）〕で関節破壊の進行のスピードを遅らせることはできても、それはあくまで"ゆっくりさせる"だけであって、"完全に止める"ことはできませんでした。このためリハビリテーションに対しては、関節破壊に伴う身体機能低下の改善に加え、関節破壊の増悪を防ぐ知識や、自己訓練などの予防的なアプローチが要求されていました。

　ところが生物学的製剤が関節リウマチ治療に導入されて（日本では2003年から）、かなりの患者さんで、関節破壊の進行を完全に食い止められる事実がわかってきました。つまり、関節の破壊を完全に止めることができる時代になったのです。

　現在ではほとんどの患者さんが少なくとも低疾患活動性（関節リウマチの活動性の指標でかなり良い状態）は目指せますし、うまくいけば寛解、そして寛解の維持までも現実的な治療目標となっています。

Point

■ 3つの寛解と完全寛解

　寛解には以下の3つの種類があり、すべてを達成した状態を完全寛解といいます。

・臨床的寛解：関節の痛みや腫れがなくなった状態
・構造的寛解：関節破壊の進行が止まった状態
・機能的寛解：身体機能が維持された状態

1 早期診断の重要性

　以前は、関節リウマチを発症しても最初のうちは痛みや腫れがあるだけで、関節の破壊が進むのはずっと後、10年くらい経ってからだろうと考えられてきました。しかし、近年、発症してから1～2年のごく早い段階で、関節の破壊が進むことが明らかになり、できるだけ早い段階でしっかりとした治療を始めないと関節の破壊を食い止めることができないことがわかってきました。

　このため、世界的に「より早く関節リウマチを診断できるようにしよう」という機運が高まり、2010ACR/EULAR（米国リウマチ学会/欧州リウマチ学会）の新分類基準が発表されました。現在、この分類基準によって関節リウマチの早期診断が可能となり、今まで以上に早い段階で、関節リウマチの治療にMTXや生物学的製剤などのエビデンスのある薬剤を使えるようになりました。

2 T2Tとは何か

　関節リウマチの治療では、目標達成に向けた治療（Treat to Target：T2Tと呼ぶ）を実行していくことが重要です（図）。T2Tは、日常診療において治療目標を明確にし、戦略的に治療アプローチを展開する考え方、取り組み方のことです。目標達成に向けた治療は、目標がないままの治療に比べて合併症が減らせるなど明らかに長期的なアウトカム（＝治療の結果としての病気の進行度、日常生活動作などの最終的結果）を改善させます。つまり、関節リウマチ治療におけるT2Tとは、関節破壊を抑え、身体機能障害をなくし、長期の関節

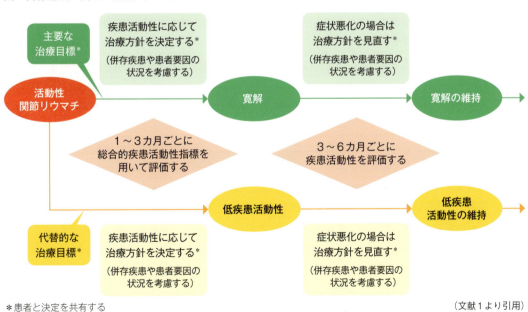

図　目標達成に向けた治療（T2T）のアルゴリズム

＊患者と決定を共有する

（文献1より引用）

リウマチの経過を変えること、すなわち患者さんの長期的なアウトカムの改善をめざすことなのです。

　このT2Tの実践のために、リウマチ医はT2Tリコメンデーションという世界共通のガイドラインを参照しています。T2Tリコメンデーション（関節リウマチ治療を改善して患者さんが長く健康な状態を保つための考え方）は、「T2Tの基本的な考え方（4項目）」（表1）と「10のステートメント（強く勧められること）」（表2）から構成されています。

表1　目標達成に向けた治療（T2T）リコメンデーション～基本的な考え方

A	関節リウマチの治療は、患者とリウマチ医の合意に基づいて行われるべきである。
B	関節リウマチの主要な治療ゴールは、症状のコントロール、関節破壊などの構造的変化の抑制、身体機能の正常化、社会活動や労働生産活動への参加を通じて、患者の長期的QOLを最大限まで改善することである。
C	炎症を取り除くことが、治療ゴールを達成するために最も重要である。
D	疾患活動性の評価とそれに基づく治療の適正化による「目標達成に向けた治療（T2T）」は、関節リウマチのアウトカム改善に最も効果的である。

（文献1より引用）

表2　目標達成に向けた治療（T2T）リコメンデーション～10のステートメント

1	関節リウマチ治療の目標は、まず臨床的寛解を達成することである。
2	臨床的寛解とは、疾患活動性による臨床症状・徴候が消失した状態と定義する。
3	寛解を明確な治療目標とすべきであるが、現時点で進行した患者や長期罹患患者は、低疾患活動性が当面の目標となりえる。
4	日常診療における治療方針の決定には関節所見を含む総合的疾患活動性指標を用いて評価する必要がある。
5	疾患活動性指標の選択や治療目標値の設定には、合併症、患者要因、薬剤関連リスクなどを考慮するべきである。
6	疾患活動性の評価は、中～高疾患活動性の患者では毎月、低疾患活動性または寛解が維持されている患者では6カ月ごとに、定期的に実施し記録しなければならない。
7	治療方針の決定には、総合的疾患活動性の評価に加えて関節破壊などの構造的変化、身体機能障害および併存疾患もあわせて考慮すべきである。
8	治療目標が達成されるまで、薬物治療は少なくとも3カ月ごとに見直すべきである。
9	設定した治療目標は、疾病の全経過を通じて維持すべきである。
10	リウマチ医は、治療目標およびそれに達するまでの治療方針を患者とともに設定する必要がある。

（文献1より引用）

● T2Tの基本的な考え方

T2Tの基本的な考え方のなかで最も重要なのは「関節リウマチの治療は、患者とリウマチ医の合意に基づいて行われるべきである」という点です。つまり、患者さんには、治療の選択肢についてベネフィット（治療によって得られる利益）とリスク（副作用の危険性や金銭的負担などの不利益）を知るだけでなく、医師と一緒に治療を選択する行動が求められています。

● T2Tの10のステートメント

T2Tの10のステートメントは、まず関節リウマチ治療で最も重要なことは「治療目標を臨床的寛解に定めて、それを達成すること」としています（患者さんの状態に応じて、ときには低疾患活動性が当面の目標になります）。

そして、長期にわたって健康状態を保つという目標に向かって治療を改善し続けていくために、関節リウマチの状態を小まめに評価して、その都度、寛解を達成するために適切な治療法に変更していくことを定めています〔これを「厳格な治療」や「タイトコントロール」（厳しくコントロールする）といいます〕。

また、設定した治療目標を変えずに達成を目指すこと、達成できたら長期的にその状態の維持を目指すことも定めています。すなわち、寛解を達成できたら、次は「寛解の維持」が重要になるということです。

さらに、併存疾患なども考慮しなければいけません。このような治療の考え方を患者さんも理解し、医師と患者さんが共通の目標をもって治療に取り組むことがきわめて大切です。

3 チーム医療の重要性

現在、寛解を目指すT2Tが関節リウマチ治療の標準的な考え方として、全国に広がってきています。しかし、専門医の不足のためまだまだ十分ではないのが現状です。したがって、リウマチ専門医に限らず、専門ではない医師もT2Tの実践に向けて連携し、さらに多くの患者さんと共有し、同じ治療目標に向かうチームとして治療に取り組むことで、関節リウマチ治療を変化させ、改善していくことが重要です。T2Tが医療従事者全体から患者さんの周囲に、さらに社会や行政まで及ぶことにより、寛解を目指す厳格な治療が関節リウマチの標準的治療となり、社会全体で患者さんの長期的なアウトカムが改善できるように展開していくことが大切です。

■ 文献
1) Smolen JS, et al : Treating rheumatoid arthritis to target: 2014 update of the recommendations of an international task force. Ann Rheum Dis, 75（1）: 3-15, 2016

2 在宅生活の支援について

　わが国では、日本国憲法第25条で規定される「健康で文化的な最低限の生活」を保障するために、社会保障制度が整備されています。そこで、ここでは関節リウマチ患者さんの在宅生活に役立つ社会福祉制度と社会保険制度の一部をご紹介します。

　ただし、制度の利用には申請手続きや一定の要件を満たす必要がありますので、事前に医療・福祉に関する行政機関（市町村）や医療ソーシャルワーカーなどへ相談してみるとよいでしょう。

■1 障害者福祉制度

● 身体障害者手帳

　身体障害者手帳は障害のある方に対し、障害の種類また障害の程度によって、障害の等級を定め、各種サービスを提供するものです（表1）。ただし、申請には都道府県の指定医による診断書が必要なため、主治医に相談してください。手続きには通常、1カ月前後を要します（ステップ1：表2）。

　サービスの利用については手帳の交付を受けることで速やかに利用できるものもありますが、さまざまな要件があり希望通りに利用できない場合もあります。例えば介護サービスのように、障害支援区分認定（ステップ2：表3）を受けなければ利用できないものもあります。そして利用に至るまでには諸手続

表1　身体障害者手帳で利用できるサービス

1. 身体障害者手帳交付のみで利用可能
● 補装具費の支給 （T字杖を除く歩行補助杖、歩行器、車椅子など） ● 住宅改修（肢体不自由の1～2級が対象。対象工事の限定、助成限度額の設定あり） ● 医療費の助成（福祉医療、更生医療など） ● 税金の減免など（所得税、住民税、自動車税など） ● 各種交通費の割引（タクシー、バス、JR、私鉄、航空、船舶、有料道路など） ● 各種料金の割引（NHK放送受信料、携帯電話基本料など） など
2. 障害支援区分認定が必要（自立支援給付に含まれる介護給付の場合）
● 居宅介護（ホームヘルプ）　　● 重度訪問介護 ● 短期入所（ショートステイ）　● 療養介護 ● 生活介護 など

自宅で安心して暮らすための治療と生活支援　第1章

きを含め、通常1カ月前後を要します。

　障害者福祉制度の代表的なサービスとして、身体障害者手帳では補装具費の支給や各種交通費の割引、障害支援区分認定では自立支援給付が挙げられます。

　ただし、介護保険と同様のサービスについては、40歳以上で要介護認定を受

表2　ステップ1：身体障害者手帳の申請の流れ

① 居住地の市町村の窓口で申請に必要な書類一式をもらう。

　→ 交付申請書、診断書・意見書などの様式

▼

② かかりつけ医へ身体障害者手帳の申請について相談を行う。

　→ 申請に必要な書類の診断書・意見書は指定医※1として都道府県に登録している医師のみ作成可能。かかりつけ医が指定医でない場合は、市町村の窓口で相談。

▼

③ 必要書類をすべて作成後に市町村の窓口で申請。

▼

④ 都道府県での審査を経て市町村の窓口から手帳が交付※2、3。

※1：身体障害者福祉法第15条の規定に基づき各都道府県知事の指定を受けた医師。
※2：中核市の場合は都道府県ではなく、中核市で審査。
※3：障害福祉サービスを受けたい場合は、引き続き、障害支援区分認定の手続きを行う（→ステップ2へ進む）。

表3　ステップ2：障害支援区分認定までの流れ

① 障害支援区分認定の申請について、市町村の窓口や相談支援事業所などの窓口で相談を行う。

▼

② 市町村の窓口で申請手続き。

▼

③ 障害支援区分認定調査の実施（調査は80項目）。

▼

④ かかりつけ医にて医師意見書の作成。

▼

⑤ 障害支援区分認定審査会の開催。

▼

⑥ 障害支援区分認定の結果通知（非該当もしくは区分1～6）※1~3。

※1：区分1よりは2の方が支援の必要性が高い。
※2：認定期間には有効期限がある。
※3：障害支援区分認定後は、市町村でサービスの利用申請を行う（→ステップ3へ進む）。

けている場合、介護保険が優先されます。

● 障害福祉サービス等（障害者総合支援法）

　関節リウマチをはじめ、障害者総合支援法により対象疾患（2017年4月1日現在、358疾患）として定められた疾患に罹患している方は、身体障害者手帳をもっていなくても、必要と認められれば、「障害福祉サービス等」（表4）の提供を受けることができます。

　手続きは居住地の市町村の担当窓口で行います。まずは対象疾患に罹患してい

表4　障害福祉サービス（自立支援給付と地域生活支援事業）

1. 自立支援給付
● 介護給付（介護の支援を受ける）（表1参照）。 ● 訓練等給付（訓練等の支援を受ける）。 ● 自立支援医療（医療費の自己負担額を軽減する公費負担医療制度）。 ● 補装具費の支給（T字杖を除く歩行補助杖、歩行器、車椅子など）。
2. 地域生活支援事業（一部）
● 移動支援（円滑に外出できるよう、移動を支援）。 ● 地域活動支援センター（サロンのような社会的交流や活動の場）。 ● 相談支援（総合的な相談対応、情報提供など）。 ● 日常生活用具の給付または貸与。 ● その他（訪問入浴、日中一時支援など）。　など

表5　ステップ3：障害福祉サービス提供までの流れ

① 指定特定相談支援事業者との契約。

▼

② 相談支援専門員がサービス等利用計画案を作成し、市区町村へ提出。

▼

③ サービス支給が決定後、受給者証の交付。

▼

④ サービス担当者会議の開催（実際に利用するサービス等利用計画の作成）。

▼

⑤ サービス提供事業所との契約。

▼

⑥ サービスの利用開始※。

※：サービス等利用計画の見直しのため、一定期間ごとにモニタリング実施。

ることがわかる診断書などの証明書を持参し、サービスの利用を申請します。ただし、障害支援区分認定が必要なサービスについては、事前に手続きが必要です（ステップ2：表3）。支給決定後にサービスの利用が開始されます（ステップ3：表5）。

2 介護保険

　介護保険は各市町村が保険者となり、要介護状態となっても在宅で自立した生活を送ることができるように、介護サービスを提供する制度です。通常は65歳以上の被保険者が対象ですが、関節リウマチは特定疾病に該当するため40歳以上の被保険者であれば対象となります。

　介護サービスを利用するためには居住地の市役所・町役場で書類申請を行い、要介護認定の手続きを受ける必要があります。手続きには1カ月程度を要します。申請の流れを表6に示します。

　申請後、要支援1～2と認定されれば介護予防サービスを、要介護1～5と認定されれば介護サービスの利用を受けることができますが、各種サービスを利用するには、要介護度に応じた支給限度額を目安に、ケアプランを作成する必要があります。したがって地域の医療機関・介護施設などに所属するケアマネジャー（要支援は地域包括支援センター、要介護は居宅介護支援事業者）に相談します。利用料は利用した費用の1～2割です。また各種サービスの主な内容を表7および図に示します。

※：2018年8月からは1～3割負担となる予定。

表6　介護保険の要介護認定申請の流れ

① 市町村の介護保険窓口もしくは地域包括支援センターへ相談。
▼
② 市町村の介護保険窓口で要介護認定の申請を行う。 　必要な書類として認定申請書、被保険者証、主治医意見書を提出。
▼
③ 認定調査員が本人に面会を行い、現在の心身状態について動作確認や聞き取りを行う。
▼
④ 介護認定審査会にて判定を行う。
▼
⑤ 認定結果の通知※。

＊1：被保険者証は65歳以上の人には市町村より交付済みだが、40～64歳の人は交付申請が必要。
＊2：主治医意見書は事前にかかりつけ医へ作成を依頼する。
※：要介護認定には有効期間があるため、適宜更新手続きを行う必要がある。また必要時は、本人状態の変化に合わせて変更申請も可能。

図 | 介護保険の主な

相談　ケアマネジャー

❁ケアマネジャー（介護支援専門員）とは

介護保険のサービスについて専門的に相談を受ける人です。本人やその家族の希望と心身状態を踏まえ、介護サービスの給付計画（ケアプラン）を立てていきます。在宅生活を送るうえでの相談全般にのってもらえる強い味方です。

ケアマネジャーの主な役割

- ●通所サービスやヘルパーなどの調整
- ●住宅改修や福祉用具の購入の申請手続きなど
- ●介護保険の更新、変更手続き
- ●施設への入所相談

ケアプランの依頼

- ●要支援：
  地域包括支援センター
- ●要介護：
  居宅介護支援事業所

訪問　自宅に訪問して

❁訪問介護(ホームヘルプサービス)

自宅にホームヘルパーが訪問して身の回りの介護を行います。

- ●生活援助：掃除、調理、買い物など
- ●身体介護：入浴、排泄の介助など

❁訪問看護（看護師）

自宅に看護師が訪問し、病状を観察し、必要な医療的な処置を行います。
例えば褥瘡（床ずれ）や傷の手当て等を、かかりつけ医と連携して看護を行います。

環境　自宅の環境を整えるサービス

❁福祉用具をレンタル(貸与)する

電動ベッド、車椅子、杖、歩行器、手すり等の福祉用具を1～3割負担でレンタルすることができます。

※要介護度によってレンタルの内容に制限があります。

❁福祉用具を購入する

ポータブルトイレやシャワーチェアなどの介護用品の一部は介護保険を利用して購入することができます。いったん全額支払った後、ケアマネジャーを通して申請し認められれば、購入費用の9～7割が戻ってきます。

※年間10万円の限度額を超えた部分は全額自己負担になります。

❁小規模な住宅改修

介護保険の対象になる住宅改修は、手すりの取り付けや段差の解消など内容が決まっています。したがって、大掛かりなリフォームは対象にはなりません。20万円までの工事に対して9～7割の補助があります。事前にケアマネジャーを通して市区町村に申請し、支給を決定して行います。

※在宅で暮らす人が受けられるサービスです。入院中の場合は退院日が決まっていることが必要です。

18　関節リウマチ患者と家族のための 生活を楽しむ知恵と技

自宅で安心して暮らすための治療と生活支援　第 1 章

在宅サービスを紹介

もらい利用するサービス

訪問リハビリ（リハビリ）

自宅に理学療法士、作業療法士、言語聴覚士が訪問してリハビリを行います。

自宅の環境に合わせたリハビリが必要な人、通所サービスを利用できない人等を対象にします。期間を区切って実施している事業所もあります。

訪問入浴

看護師と介護士が自宅に訪問入浴車で訪問し、入浴の介護を行います。

要介護度が重度で自宅から外出できない人や、自宅の浴槽で入浴できない人を対象にしています。

通所　通って利用するサービス

通所介護（デイサービス）

通所施設や特別養護老人ホーム（特養）へ行き、食事、入浴などの介護を受けることができます。利用できる回数は要介護度によって異なります。

また、送迎にも介護がつきます。朝から夕方までの日中、施設で過ごすことができます（短時間コースの事業所もあります）。

通所リハビリ（デイケア）

病院や老人保健施設（老健）に行き、専門のセラピストによるリハビリや入浴、食事などの介護を受けることができます。利用できる回数は要介護度によって異なります。

また、送迎にも介護がつきます。朝から夕方までの日中、施設で過ごすことができます（短時間コースの事業所もあります）。

宿泊　宿泊して利用するサービス

ショートステイ（短期入所）

自宅で介護ができないときに短期間宿泊して介護を受けることができます。

特別養護老人ホーム（特養）、老人保健施設（老健）、その他の介護施設で実施しています。要介護度によって利用できる日数が異なります。

定期的に利用している人も多く、早めに予約しておくとよいでしょう。

多機能　小規模多機能

小規模多機能型居宅介護

「通い」、「宿泊」、「訪問」を柔軟に組み合わせて利用ができる登録制の事業所です。急に宿泊したい場合でも部屋が空いていれば相談が可能です。訪問介護や通所介護、入浴介護など、他のサービスの併用はできません。

地域に密着したサービスのため、住所地の市区町村に所在する事業所を利用します。

19

表7　介護保険の対象となる在宅サービスについて

訪問	訪問介護、訪問看護、訪問リハビリ、訪問入浴 ※1：訪問介護以外は、利用に関して主治医の指示が必要。 ※2：訪問介護は同居家族がいる場合や、庭の手入れや動物の世話など、介護保険サービスの対象外となる行為がある。 ※3：頻回な訪問や訪問看護との連携が必要な場合は、夜間対応型訪問介護、定期巡回・随時対応型訪問介護看護などがある。
通所	通所介護、通所リハビリ ※4：通所リハビリは主治医の指示が必要。 ※5：認知症対応型の通所介護は認知症の診断を受けた人が対象。
短期入所	老人福祉施設などが提供する生活介護と、介護老人保健施設などが提供する療養介護がある
福祉用具の貸与	特殊寝台、車椅子、歩行器、工事を伴わない手すり・スロープなど ※6：特殊寝台や車椅子、昇降機などは要介護2以上の方のみ対象。
福祉用具の購入	ポータブルトイレ、シャワーチェアなど排泄や入浴に関する用具 ※7：10万円/年を超えた分は全額自己負担。 ※8：市町村への事前申請が必要なため、個人で購入した場合は対象外。
住宅改修	手すりの設置、段差解消、扉や洋式便器の取り替えなどに対し、限度額20万円の9〜7割の工事費用について補助がある ※9：リフォームや新築などは対象外。 ※10：市町村への事前申請が必要。個人で工事を開始した場合は対象外。
小規模多機能型居宅介護	「通い」を主に「訪問」「泊まり」を組み合わせるサービス ※11：同一事業所のみでのサービス提供となるため、原則他事業所との併用は不可。 ※12：併用可能なサービスは訪問看護・訪問リハビリ・福祉用具貸与など一部に限られる。

3 医療費の負担軽減（一部）

● 高額療養費制度

　入院や外来受診の際の医療費の一部が1カ月の自己負担限度額を超えた場合に、手続きを行うことによって払い戻しがあります。各種健康保険の窓口で相談できます。

● 特定疾患治療研究事業

　指定難病と診断されている悪性関節リウマチの方が対象となります。「特定医療費受給者証」の交付を受けることで、医療費の助成が受けられます。しかし事前に書類手続きが必要なため、都道府県・居住地を管轄する保健所などへ相談しましょう。また受給者証の有効期間は1年以内のため、毎年の更新手続きが必要となります。

4 障害年金

　公的年金には20～60歳のすべての国民が加入する国民年金と、会社などに勤務する方が加入する厚生年金などがありますが、一定の障害を負い受給要件（表8）を満たす場合に、障害の程度に応じた年金額の支給があります。各種手続きは市町村の国民年金の窓口や、年金事務所へ相談してください。

表8　障害年金の受給要件（概略）

① 障害の原因となったケガや病気で初めて医師の診察を受けた日（初診日）には65歳未満である。
② 一定の障害状態を満たしている。
③ 保険料納付済み期間と免除期間の合計が、必要な年金加入期間の3分の2以上ある。

■ 文献

1）厚生労働省ホームページ
　http://www.mhlw.go.jp

2）全国社会福祉協議会：障害者福祉サービスの利用について. 2015
　http://www.mhlw.go.jp/file/06-Seisakujouhou-12200000-Shakaiengokyokushougaihokenfukushibu/0000059663.pdf

3）「医療福祉総合ガイドブック2016年度版」（NPO法人 日本医療ソーシャルワーク研究会／編），医学書院，2016

4）佐世保市障がい福祉課：障がい者のための保健医療福祉サービスガイド. 2017
　https://www.city.sasebo.lg.jp/hokenhukusi/syogai/documents/serviceguide29ver.pdf

5）佐世保市長寿社会課：佐世保市 介護保険サービスガイド. 2015
　http://www.city.sasebo.lg.jp/hokenhukusi/chojyu/documents/tuuzyoubann514.pdf

第 **2** 章

日常生活を送る上で 知っておきたい知識と工夫

日々の暮らしのなかでちょっとした工夫や注意をすることで、関節にかかる負担を軽減することができます。本章では、そのための基本となる「関節保護」「エネルギー保存」という大切な考え方と、それらの考え方を日々の暮らしで実践していくための具体的なポイントを紹介します。

第 2 章

日常生活を送る上で
知っておきたい知識と工夫

　関節リウマチは関節の炎症を主症状とする病気です。炎症が続くことで、関節に痛みを生じたり、変形を起こしやすくなります。また、関節にかかる負担が大きくなれば、関節の痛みが増したり変形の進行に繋がるため、日常生活においても関節に負担をかけない動作が大切です。

1 関節保護

　関節保護とは、日常生活のなかで関節への負担を軽減させるさまざまな方法のことです。関節リウマチとつきあいながらより良い生活を送るためにとても重要です。ここでは関節保護のためのポイントを解説します。

1 痛みへの配慮

　痛みが強い場合に無理に動作を行うと、関節に負担がかかり変形を進めてしまうことがあるため、痛みの少ない動作を心がけることが大切です。痛みが生じるまで作業を続けることは控え、痛みが生じた場合はすぐに作業を中止するようにしましょう。痛みだけでなく関節が腫れたり熱っぽくないかも常に確認するようにしましょう。

2 活動と休息のバランスを保つ

　休息をとることで、疲労の回復を助け、関節への負担を和らげることができます。家事や趣味活動などは疲れるまで頑張らず、合間に適度な休息をとるようにしましょう。また、体調管理のために十分な睡眠時間を確保することも大切です。

3 筋力と関節可動域を維持する

　適切な運動や体操を行うことで、筋力や関節可動域（関節を動かせる範囲）の維持をめざしましょう。いまの生活を維持し、また身体機能の回復のためにも、無理のない範囲で適度な運動習慣を身につけましょう。
　ただし、痛みや腫れなど関節症状が強い場合は無理な運動は控えましょう。

4 作業を簡略化し、関節の負担を減らす

作業を簡略化することで、疲労や関節の痛みを軽減できます（努力量の軽減・エネルギー保存）。作業に耐えうる体調を長く維持するために不必要な動作を省き、エネルギーの浪費を避けて効率よく作業をしましょう。

5 変形を生じやすい動作を避ける

関節リウマチは関節の変形を伴う特徴があるため、適切な運動方向や関節の使い方が重要になります（次ページ以降参照）。

6 できるだけ強い、大きな関節を使う

手関節や手指関節は変形を生じやすい部位です。これら "小さい関節" での作業を極力避け、肘や肩などの "大きい関節" で作業を行うことで負担を減らすことができます（次ページ以降参照）。

7 安定した姿勢を保つ

解剖学的（体の構造的）にも機能的にも安定した姿勢で関節を使いましょう（例えば、まっすぐ椅子に腰かけて作業する、など）（次ページ以降参照）。

8 同じ姿勢・作業を長時間続けることを避ける

長時間同じ姿勢を続けると、筋肉が疲労し、また特定の関節に負担がかかってしまいます。作業中のこわばりや痛みを避けるために、作業の合間に姿勢を変えたり、ストレッチを行うなど適度に体を動かすようにしましょう。

9 すぐに中断できない作業を避ける

痛みや疲労があるにもかかわらず作業を続けると、関節に負担がかかる場合があります。痛みや疲労が起こった場合には作業を中断できるようにしておきましょう。また、あらかじめ休息がとれるように時間に余裕をもって作業したり、作業を段階的に分けておくようにしましょう。

10 自助具や装具を使用する

自助具や装具は、日々の動作を助け、日常生活を過ごしやすくするための道具です。しかし全てを自助具や装具に頼るのではなく、今の機能を維持するためにも、負担なく行える動作は自分で行うことも大切です。動作が難しくなった場合には自助具や装具の使用を検討するようにしましょう。

2 関節保護の実践例

関節保護を意識した生活場面での工夫例を紹介します。

1 長時間の同じ姿勢を避ける

- 良い姿勢を心がけ、関節や筋肉の負担にならないように長時間同じ姿勢で作業することを避けましょう。
- 背中を丸めず、背筋を伸ばして作業しましょう。
- 足の裏全体が床につき、腕が無理なく机の上に乗るように椅子や机の高さを調整しましょう。
- 良い姿勢であっても作業の合間に休憩や体を動かすようにしましょう。

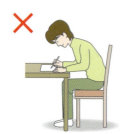 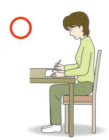

2 強く大きな関節を使う

関節に負担をかけないように小さな関節ではなく、大きな関節を使うようにしましょう。

- テーブルに手をついて椅子から立ち上がる場合は、手のひらで支えて立つのではなく、腕全体で支えるようにします。

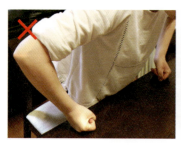 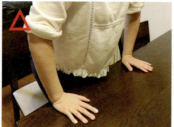 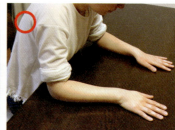

第 2 章 日常生活を送る上で知っておきたい知識と工夫

- 手荷物は指先だけで持たずに肘や肩に掛け、重い荷物の場合はリュックサックなどを使い背負うとよいでしょう。

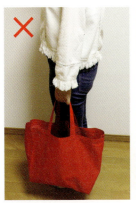 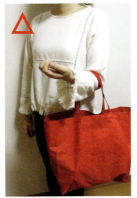 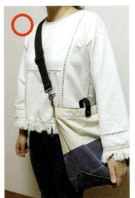 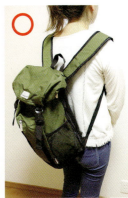

3 ものは両手で持つ

ものを持つときには片手ではなく両手を使いましょう。
- コップなどは持ち手だけで持たずに、もう片方の手をコップの底に添えるようにして全体を支えます。

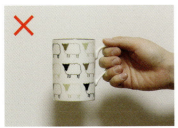 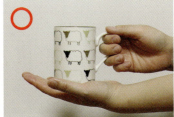 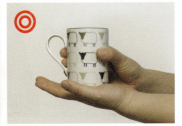

- 片手鍋を持つときは柄を両手で持ちます。
- 両手鍋などを運ぶときはミトンなどを使用し、両手でしっかりと持ちます。

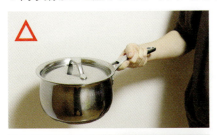 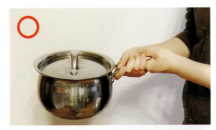
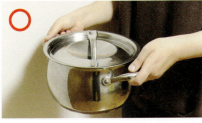 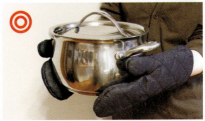

4 関節の変形が生じやすいような動作を避ける

　関節が変形しやすい動作や負担がかかる動作は避けましょう。
- 台拭きなどの拭き掃除をするときは、親指方向へ円を描くように拭きます。
- 手首を動かさないように腕全体を動かして拭くようにしましょう。

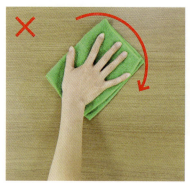 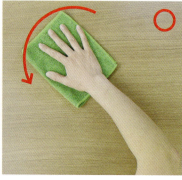 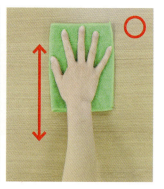

- 栓抜きは逆手で使うとよいでしょう。

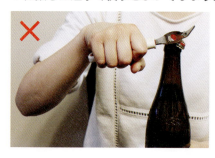 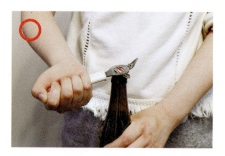

- 布巾を絞るときは、蛇口などにひっかけて、両手でゆっくり絞りましょう。
- 難しいときは、ほかの人に頼んだり、ウェットティッシュなどで代用しましょう。

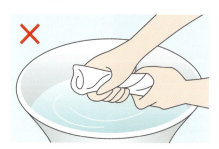 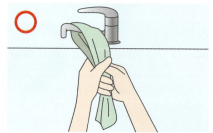

5 自助具や便利グッズを活用する

動作が難しいときは道具を使用して作業の負担を減らしましょう。

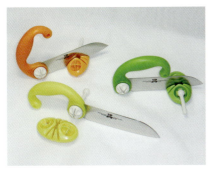

UDグリップ包丁
（写真提供：有限会社 ウカイ利器）

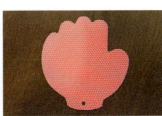

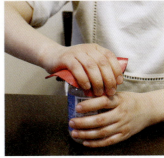

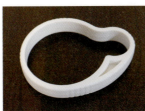

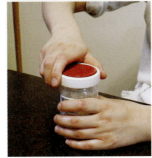

ビンオープナー　　　シリコン又はすべり止め（ビン開け）

3 エネルギー保存（節約）

エネルギー保存とは、十分な休息をとったり、作業を簡素化することで疲労や身体への負担を軽減することをいいます。しっかりと作業計画を立てることや作業環境を整えることがエネルギー保存のポイントです。

1 休息する時間をつくる

事前に計画を立てて行動することで、疲労を少なくすることができます。そのためのポイントを以下にあげます。

- 計画のなかに休憩時間も組み込み、余裕をもった計画を立てる
- 作業の優先順位を決め、本当に必要な作業から行う
- 1日、1週間といった単位で計画を立てる
- 家事の時間を分散させる（洗濯は午前、掃除は午後にする、など）
- 朝はこわばりが強いことがあるので、負担を減らすため、夜に翌朝の準備をする

> **Point**
> ■ 休息をとることのメリット
> ・関節への負担や体の疲労を軽減させる
> ・活動に対する全身の耐久性を向上させる
> ・筋肉の機能を高める

2 適切な生活・作業環境を整える

　自宅などの生活環境を整えることで動作が行いやすくなり、作業効率も上がります。日常生活の作業環境を整え、無理なく自分でできる動作を増やしていくことが大切です。ここでは、炊事、洗濯、掃除、買い物の適切な作業環境について解説します。

炊事

- 長時間の立ち仕事は疲労の原因にもなりやすいため、椅子に座って作業しましょう。椅子は、キャスター付きの高さが調整できるものがおすすめです。(a)
- 食器や鍋を運ぶときにはキャスター付きのワゴンタイプを活用しましょう。
- 食器や調理器具などよく使うものは手が届きやすい位置に収納し、取り出しやすくしておきましょう。
- 鍋や食器は軽いものを選ぶようにしましょう。または、鍋ややかんに入れる水などは必要な量だけ入れるようにしましょう。
- 電子レンジや食洗機、フードプロセッサーなどを活用し、作業の負担を軽減しましょう。
- 水道の蛇口はひねるタイプではなく、レバー式やセンサータイプがおすすめです。(b)

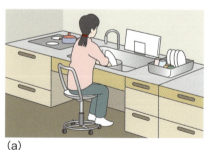
(a)

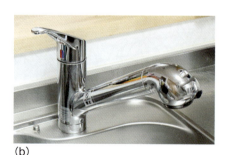
(b)

第 2 章 日常生活を送る上で知っておきたい知識と工夫

洗濯

- 物干し竿の高さは手が届きやすい位置に設定しましょう（S字フックを使用することで高さの調整が可能です）。（a）
- 洗濯かごは衣服が取り出しやすいように椅子などの台の上に置くようにしましょう。（b）
- 体調が悪いときは無理をせず、室内に干すようにしましょう。（c）
- 作業負担の少ない全自動洗濯乾燥機の活用もおすすめです。

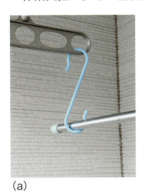
(a)

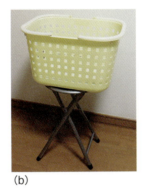
(b)

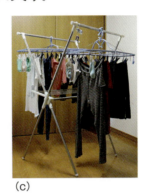
(c)

掃除

- 普段から床にものを置かないように心がけ、掃除機をかけるときの手間を省きましょう。（a）
- 掃除機は軽量で動かしやすいものを選びましょう。
- 床の雑巾がけは体への負担が大きいため、柄の長いモップなどを活用しましょう。

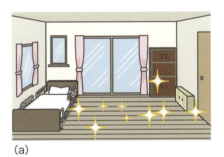
(a)

買い物

- 一度にたくさんの買い物をしないようにしましょう（買い物袋の重さ・量を減らしましょう）。
- エコバッグなどを活用し、指先で買い物袋を持たないようにしましょう。
- 重たい荷物を無理に持たないように、買い物カートを利用しましょう。（a）

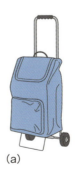
(a)

4 環境整備

　できる限り家族に迷惑をかけずに、自分の家で暮らし続けたいという想いは、誰しもがもっているものです。一方で、関節リウマチや加齢などによって身体機能が低下すると、動きづらいことを理由に自らの活動範囲を制限し、日常生活や社会生活の範囲を徐々に狭めてしまうこともあります。
　日々の暮らしを楽しみ、自分でできる動作を安全に行うためにも環境を整えたり、用具を設置することで生活の質の向上の一助になります。

1 和式生活から洋式生活へ

　日本家屋は畳などの床座が生活の中心です。しかし、床座生活は立ち座り時などに関節の負担が大きくなります。椅子やベッドなど洋式の生活に変更することで関節への負担を少なくすることができます。

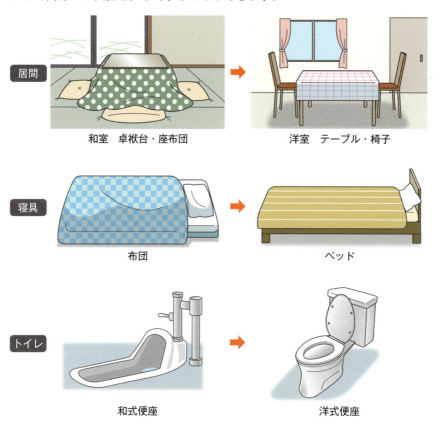

2 段差の解消

　段差の少ないバリアフリーの家屋も増えてきましたが、玄関のあがり框や部屋の敷居などに段差を残す家屋がまだまだ多いのが現状です。敷居の段差は3cm程度ですが、そういった小さな段差が転倒に繋がる場合もあります。長年生活している環境であってもつまずく可能性があることを念頭に置き、段差の解消やつまずきにくい工夫を行うことが大切です。

> **Point**
> ●敷居
> （a）段差が目立つように蛍光テープを貼って目印をつける
> （b）敷居用のスロープを設置する
> （c）床の高さを揃える（低い方の床に板を張る）

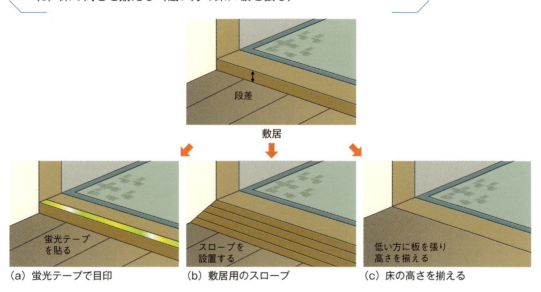

（a）蛍光テープで目印　　（b）敷居用のスロープ　　（c）床の高さを揃える

> **Point**
> ●玄関
> （a）玄関のあがり框など段差が大きな場合は、足台を置いて段差を小さくする（足台は必ず固定する）
> （b）門から玄関までのアプローチが敷石や砂利、レンガ、タイルなどであれば、つまずきやすくなるので十分注意する

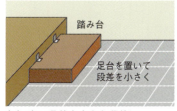 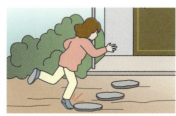

（a）高い段差を小さな段差に　　（b）敷石などつまずき注意

3 手すりの設置

室内の移動や段差の昇降、トイレや浴室などの立ち座りを行う際に手すりがあると動作の補助となり安定して行えます。ホームセンターなどで購入し設置することもできますが、専門家に相談して設置場所などを検討するとよりよいでしょう。

また、狭い空間では手すりが機能せず、障害物となるので設置位置に注意が必要です。手すりを設置できない場合は、手すりの代わりとなるように家具の配置を調整しましょう。

>
> ● 手すり
> ・行う動作に適した位置や形を考えて設置する
> ・歩行など移動の際には横手すり、立ち座りの際には縦手すりが便利
> ・体を支えやすい高さや長さを確認してから設置する

4 障害物を取り除く

関節の痛みや筋力の低下などで体が動きづらくなり、つまずいたり転倒しやすくなってしまいます。まずは転倒しにくい環境を整えることが大切です。

> **Point**
> （a）整理整頓を心がけ、つまずきの要因となる物を床や移動導線に置かないようにする
> （b）扇風機やこたつなどの電化製品のコード類は部屋の隅や普段通らない位置を這わせる
> （c）敷物類の工夫
> ・カーペットやマットなどの敷物類は毛足が短いものを選ぶようにする
> ・敷物類の四方を固定してめくれないようにする
> ・可能であれば、部屋全体に敷きつめるようにすると引っかかりにくくなる

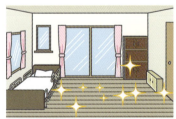
(a) 整理整頓

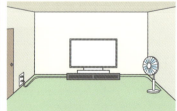
(b) コード類は部屋の隅に

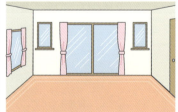
(c) 敷物類は固定

5 照明は明るく、スイッチは押しやすく

　暗い環境では段差や障害物を見落としやすくなり、つまずきや転倒する危険性が高くなります。特に夜間は照明が弱いと周囲が見えにくくなるため危険です。また、照明の位置によっては自分の影で足元を暗くし、見えにくくなる場合もあるので、生活スタイルに合わせて照明を選ぶようにしましょう。

> **Point**
> ・台所は作業をしやすいように手元を照らす位置に調整する
> ・廊下は足元灯を取り付けると自分の影に邪魔されず歩きやすい（a）
> ・スイッチは押しやすい高さに設置する（b）
> ・スイッチを押しにくい場合は、ワイドスイッチにすると、手のひらや肘でも操作ができる（c）
> ・ライト付きのスイッチであれば、暗がりでも探しやすい（c）
> ・センサータイプのスイッチは操作が不要で、点灯と消灯が自動で可能になる

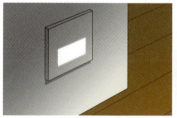
（a）足元の照明

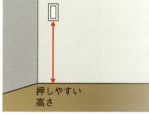
（b）押しやすい高さ

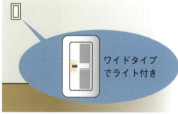
（c）ワイドスイッチ

6 ドア・窓は開閉しやすく

　関節の痛みや筋力の低下でドアや窓の開閉が行いづらくなることもあります。また、ドアの開閉を行う際にバランスを崩して転倒してしまう場合もあるので注意が必要です。開閉しやすい工夫をしましょう。

> **Point**
> ・ドアは無理な力を必要とせずに開閉できるものにする（ドアの建て付けをよくする）
> ・窓などは持ちやすいように取っ手などの道具を使用する（a）

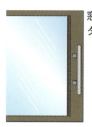
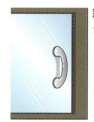

（a）開閉しやすい工夫

5　靴を選ぶときのポイント

　靴は履きやすく、自分の足にあったものを選びましょう。踵が高い靴や圧迫感のある靴は足首や足の指の負担となるため、おすすめできません。
　また、足の裏への負担を軽減させるために、靴の中敷きや足底板を使用してもよいでしょう。
　足の状態に応じて以下のポイントを参考にしてください。

> **Point**
>
> ■ 正しい靴選び
>
> ・踵が低く安定性のあるもの
> ・履き口が大きいもの
> ・靴を踏み返したときに足の甲に痛みがなく、脱げにくいもの（足首を固定しすぎない）
> ・靴と踵の間に指1本が入るくらいの余裕があるもの（つま先への圧迫を避けるため）
> ・靴の中で足の指を動かせるほど幅の広いもの。目安として、ワイズ（親指の根本と小指の根本の幅）が3Eよりも大きいもの
> ・土踏まずを支えるように靴底が立体的になっているもの
> ・面ファスナー式で、脱ぎ履きの際の手指への負担が少ないもの

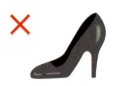
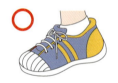

■ 文献
1)『リウマチ看護パーフェクトマニュアル』（村澤 章，元木絵美／編），羊土社，2013
2)『関節リウマチのことがよくわかる本』（山中 寿／監），講談社，2015
3)『改訂新版 リウマチの知識と治療法』（山前邦臣／著），日東書院本社，2007
4)『安全で暮らしやすい住まいづくり―住宅改善の基本とコツ』（鈴木 晃／監），新企画出版社，2004
5)『リウマチと上手に付き合おう』（甲南病院 加古川病院リウマチ膠原病センター／編），燃焼社，2009
6)『リウマチ生活指導（リウマチのリハビリテーション（第1集））』（椎野泰明／著），協同医書出版社，1995

第 **3** 章

身につけたい
生活に役立つ技

　ベッド上での寝起き、服の脱着、洗顔・歯磨き、食事、トイレ、お風呂、という日常的な動作は 1 日に行う動作のなかでも大きな割合を占めています。本章ではこれらの動作を行う際のポイントを紹介するとともに、介助が必要な場合に、患者さん、介助者双方の負担を軽くするためのポイントも紹介します。

第3章 身につけたい生活に役立つ技

1 関節リウマチケアのポイント

1 全身状態の確認

　関節リウマチの方はその時々の体調や気候によって体が動かしにくいなど、症状が変化することがあります。動作をはじめる際や介助者がケアを行う際には、はじめに全身状態の確認をすることが大切です。まずは以下の症状がないか確認しましょう。

> **Point**
> ・関節の状態：痛み、腫れ、熱感、赤みがないか
> ・関節の動く範囲
> ・朝のこわばりの有無

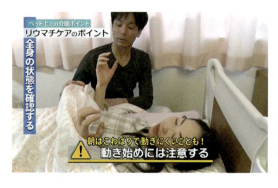

朝は手足のこわばりで動きにくいことがあるため、寝起きには指や手の関節を動かしてもらうなど、関節の可動域を確認しましょう。

2 日常生活のポイント

　関節リウマチと付き合っていくためには、関節の状態だけでなく、全身の体調管理を行うことが大切です。以下のことに気をつけながら生活しましょう。

● **活動と休息**

　疲れないように休息と睡眠は十分にとるようにしましょう。全身の関節が痛んだり、発熱がある場合は活動を控えて安静にする時間を長めにとるようにします。また、体調がよいときは体力を維持するために適度な運動を行うことも大切です。

●保温

　関節が冷えると痛みを誘発しやすいため、室内の温度調整をして体を冷やさないようにしましょう。外出時には保温性のあるものや着脱しやすい上着で調整をするようにしましょう。また、睡眠時に布団から肩が出ないようにすることも大切です。

●栄養

　健康的な生活を行うためには、バランスのよい食事をとり、しっかり栄養を確保することが大切です。また、食べ過ぎて体重が増え過ぎてしまうと足の関節の負担となるので、適正な体重を保つようにしましょう。

2 ベッド上での基本姿勢

寝具を選ぶ際のポイント

寝具を選ぶ際は、以下の4つを確認しましょう。
・布団よりもベッドの方が起き上がりや立ち上がりによる関節の負担を軽減でき、動作が行いやすくなります。ベッドの高さはマットレスも含めて48～55cm程度の高めに設定します。
・マットレスは体が沈みこまない程度の硬さがあると寝返りが行いやすく、脊柱の変形予防にもなります。
・掛け布団は羽毛布団などの保温性があり軽くて柔らかいものを選ぶと、重みによる関節の負担を軽減することができます。
・枕が高いと首の関節の負担となってしまうので、低めの枕を選ぶようにしましょう。

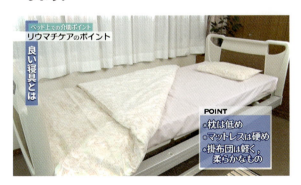

ベッド上臥位（寝ているとき）のポイント

1 就寝姿勢を確認する

　就寝する際は背中（背筋）や足を伸ばすようにしましょう。
　長い時間、膝下にクッションなどを入れたまま寝ると、膝が伸びにくくなる可能性があるため好ましくありません。ただし、膝が曲がっている場合は膝下に枕を入れると姿勢が安定しやすくなります。また、足の裏にクッションなどを置き、足首はつま先をなるべく起こすようにします。

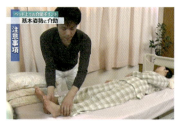
正しい姿勢（まっすぐ姿勢）

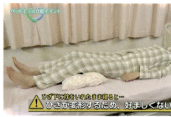
膝下クッション

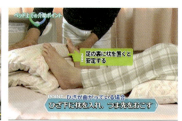
足裏クッション

2 長時間の同じ姿勢は避ける

　長時間同じ姿勢をとると、一定の関節へ負担がかかり、疲労が蓄積しやすくなるため、定期的に寝返りなどを行い、体の向きを変えるようにしましょう。また、床ずれ予防や長期の寝たきりによる心肺機能や筋力低下の予防にもなります。

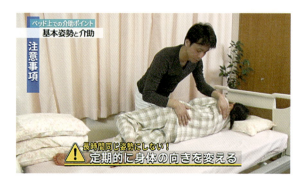

3 体を安定させる

　寝ているときの姿勢が安定していないと寝ていても疲労しやすくなります。自分で体の向きを変えることができない場合や横向きの姿勢を保つことが難しい場合はクッションなどを使用して体を安定させ、楽な姿勢になるようにしましょう。

第3章 身につけたい生活に役立つ技

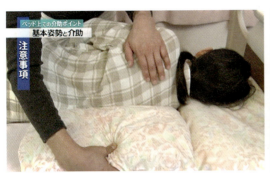
背中にクッション

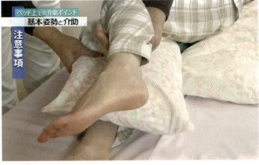
足の間にクッション

ギャッジアップ座位を行うときのポイント

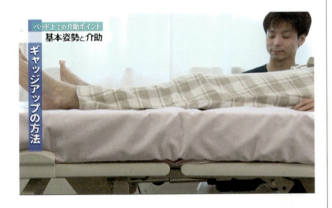

❶体の位置を調整する。

　足の付け根をベッドが曲がる位置にあわせます。体がベッドの下の方に下がっている場合はギャッジアップを行う前に、体をベッドの上の方へ移動しましょう。

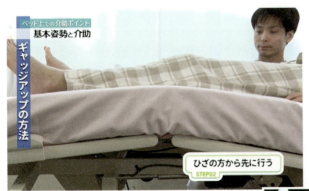

❷ベッドの膝の方を上げる。

　膝の下を先に上げることで、ギャッジアップ時のずり落ちを防ぐことができます。ベッドに足元を上げる機能がない場合や膝が硬く隙間ができる場合はクッションなどを膝下に入れましょう。

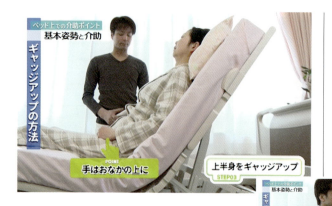

❸上半身のギャッジアップを行う。

姿勢の崩れがないか確認しながらゆっくりと上げていきます。また、ギャッジアップを行うと体が圧迫されるので、途中で背中を浮かせて背中の圧を取り除きましょう。

また、ギャッジアップの際に手首が圧迫されないように、両手はお腹の上に置きます。

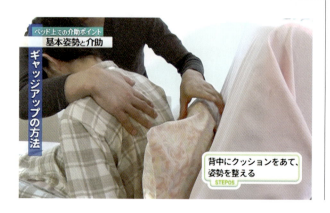

❹姿勢を整える。

ギャッジアップを行ったら、背中にクッションをあて姿勢を整えます。また、体が倒れる場合は、左右にもクッションなどを置きます。姿勢を整えたら、快適な姿勢になっているか本人に確認しましょう。

> **Caution!**
>
> ・体がベッドの下側にある状態でギャッジアップを行うと、背中が強く圧迫され、息苦しさを感じます。また、その姿勢では両腕をうまく使えず、食事などの動作が行いにくくなります。

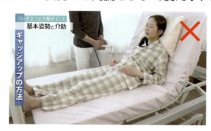
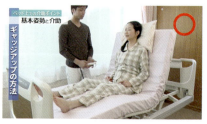

3 ベッド上での基本動作と介助

1 介助の心構え

　介助を行う際は、普段行っている自然な動き（基本的な動き）を理解したうえで「できないところを介助する」という考え方が大切です。声かけを行いながら、できる部分は本人に行ってもらうようにしましょう。

　適切な介助の方法を知ることは本人のできる動作を引き出し、主体的な生活の支援に繋がります。また、介助をする人にとっても本人の能力を引き出すことは結果的に介助量の軽減になります。

介助を行う際のポイント

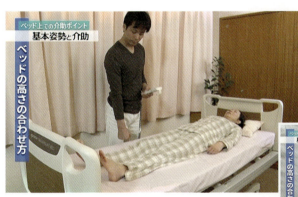

❶ベッドの高さを調整する。

　手でこぶしをつくり、腕を下に伸ばした状態で、こぶしがベッドに触れる位置が介助を行いやすいベッドの高さです。

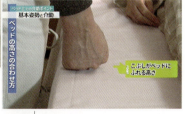

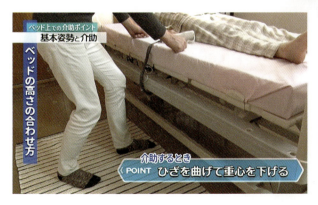

❷重心を下げて介助する。

　介助者は膝を曲げて重心を下げることで、腰への負担を減らし、安全で楽に介助することができます。

ベッド上での上方移動の介助

　上方移動は、ギャッジアップを行う前などに体全体がベッドの下側に移動してしまい、頭の方へ移動したいときに行います。ベッド上で上方に移動する際はかなりの力を必要とするため、ご本人や介助者の負担の軽減を図るために道具の使用をおすすめします。

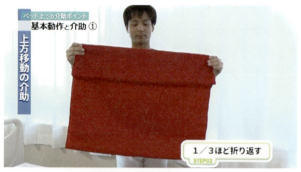

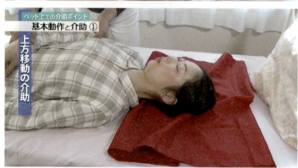

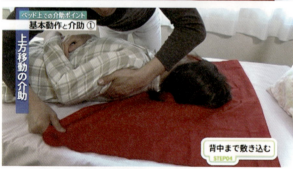

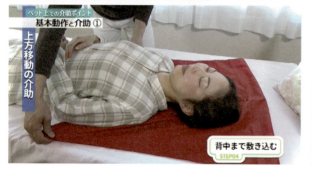

　ここでは市販されている「移座えもんシート」を使用します。これは筒状に縫製され、筒の内側が滑りやすい素材で作られているシートです。移乗の摩擦を減らし、介助の負担も少なくすることができます。

　家庭で使用する、45Lサイズのポリ袋でも代用できます。その場合、ポリ袋の底を切って筒状にして使用します。

❶移座えもんシートを敷く。

ⅰ：1/3ほど折り返します。

ⅱ：折り返した側を下にして頭の下に敷き込みます。

ⅲ：左右交互に肩を浮かし、折りたたんだ部分を伸ばしながら背中の下まで敷きます。

ⅳ：ある程度敷きこんだらシートの両側を持って左右同時に引っ張り背中のたわみをとります。

第3章 身につけたい生活に役立つ技

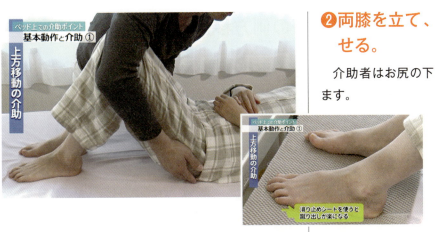

❷両膝を立て、お尻を浮かせる。

介助者はお尻の下に手を差し入れます。

足の下に滑り止めシートを使うと、力が入りやすくなります。

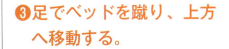

❸足でベッドを蹴り、上方へ移動する。

本人にお尻を持ち上げて、足でベッドを蹴るように声かけをします。介助者は本人のタイミングに合わせて、重心を移動しながら体全体を使って上方への移動をサポートします。

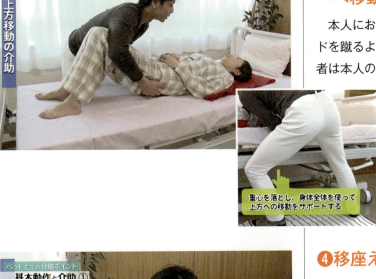

❹移座えもんシートを外す。

片方の肩を浮かして、背中に向かってシートを押し込みます。次に手前のシートを背中の中央に寄せるように束ねます。

束ねたシートは、体がずれないように体を手で軽く押さえながら引っ張ります。

シートは敷いたままにせず、必ず取り外しましょう。

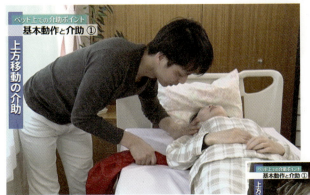

ベッド上での側方移動の介助

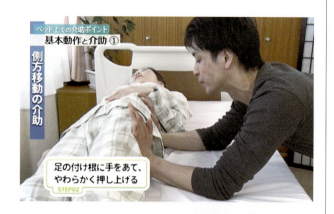

❶ お尻の下に片手を差し入れる。

　足の付け根と腰に両手のひらをあて、やわらかく押し上げます。このとき、重心を落として構え、肘をマットレスにつけて行うと、てこの原理でお尻が持ち上がりやすくなります。お尻が持ち上がったら片手をお尻の下に入れます。

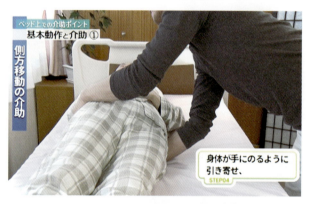

❷ お尻を引き寄せる。

　もう片方の手は反対の足の付け根部分を包むようにあて、先に差し入れた手にお尻が乗るように引き寄せます。

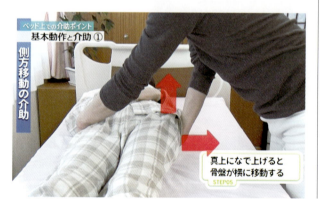

❸ 骨盤を横に移動する。

　お尻が乗っている手を真上になで上げ、ゆっくりお尻の位置を移動させます。決して勢いよく行わないように注意しましょう。

第 3 章 身につけたい生活に役立つ技

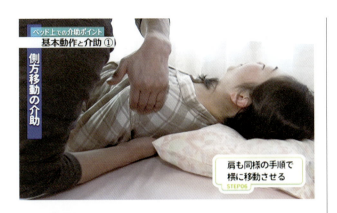

❹肩の下に手を差し入れる。

肩を少し浮かせて背中（肩甲骨）の部分に手を差し入れます。

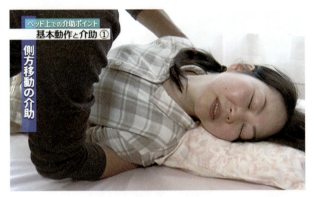

❺肩を引き寄せる。

もう片方の手は反対の肩を包むようにあて、先に差し入れた手に上半身が乗るように引き寄せます。

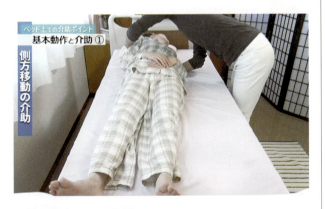

❻上半身を横に移動する

肩が乗っている手を真上になで上げ、ゆっくり上半身の位置を移動させます。

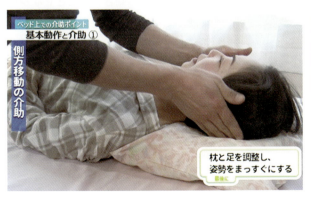

❼姿勢を整える。

枕の位置や足の位置を調整します。

47

寝返りの介助

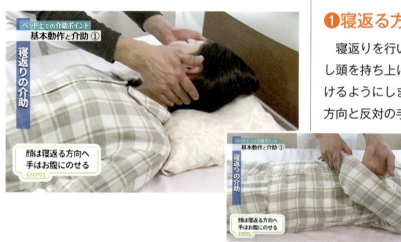

❶ 寝返る方向に顔を向ける。

　寝返りを行いやすくするために、少し頭を持ち上げ、寝返る方向に顔を向けるようにしましょう。また、寝返る方向と反対の手はお腹の上に乗せるようにします。

❷ 膝を立て、寝返る方向に足を倒す。

　膝をゆっくり曲げます。介助者は膝を真横に倒すのではなく、ベッドを蹴る動きを引き出すように軽く力を加えます。
　足元に滑り止めシートを敷くと、ベッドの蹴り出しが楽になります。

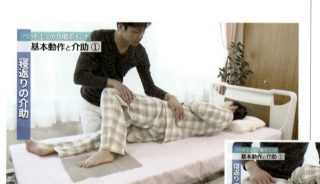

❸ 体を回転させる。

　頭、肩、腰の動きを連動させながら寝返りを行います。足を倒し腰が浮いたらお尻と背中に手を添え、寝返りを誘導します。

自然な起き上がり

　自然な起き上がり方法を理解することで、余分な力を使わず楽に起き上がることができます。介助を行う前に確認をしましょう。

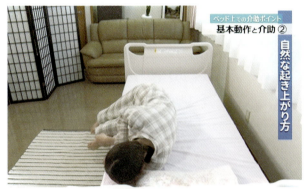

❶寝返りをしながら足を下ろす。

　起き上がるためのスペースを十分に確保してから、体を横向きにしてベッドから足を下ろします。

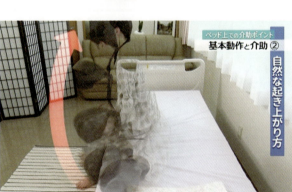

❷弧を描くように上体を起こす。

　肘（前腕）を支点にしながら体を支え、頭を前に出しながら弧を描くように上体を起こします。

　反動をつけて起き上がると関節への負担となってしまうので注意しましょう。

起き上がりの介助

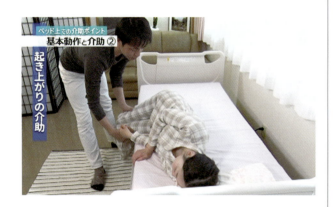

❶体を横向きにして足を下ろす。

寝返りの介助の要領で、起き上がる方向と反対の膝を立て、体を横向きにしながら、ベッドから足を下ろします。このとき、起き上がる方向と反対の手はお腹の上に乗せておきましょう。

❷体を支えながら上体を起こす。

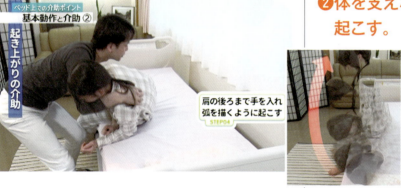
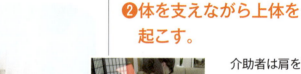

介助者は肩を覆うように手を回し、肘を支点にしながら大きな曲線を描くイメージで上体を起こします。

❸座位姿勢を整える

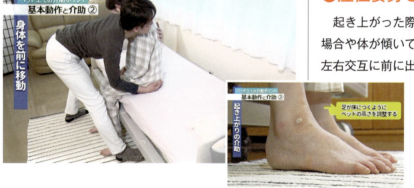

起き上がった際に、深く座っている場合や体が傾いている場合は、お尻を左右交互に前に出して座位姿勢を整えます（次項のいざり移動を参照）。

また、足がつかない場合は、ベッドの高さを調整しましょう。

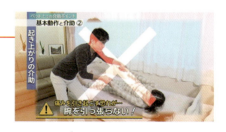

> **Caution!**
> ・関節へ負担をかけたり、痛みを引き起こす可能性もあるため、腕を無理に引っ張らないように注意しましょう。

Point

■ ギャッジアップ機能を利用した起き上がり

ベッドにギャッジアップ機能がある場合は、次の順で起き上がりを行いましょう。

① 腰（足の付け根）の位置を合わせ、起き上がる側に体を寄せる

② ヘッドアップを途中まで行い、片足をベッドから下ろす。ヘッドアップ中は足側を上げて
　おくと体のずれが生じにくい（p.41 参照）

③ 体が起こしやすい高さにベッドを調整し、もう片方の足を下ろす

座位でのいざり移動

いざり移動とは、起き上がり直後や移乗の前に座った状態でお尻の位置を移動する動作です。

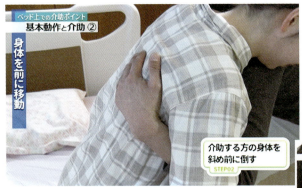

❶体を斜め前に倒す

介助者は脇から背中に腕を回し、支えながら体を斜め前に倒します。

このとき、本人と介助者の肩同士を交差するように合わせると安定して支えることができます。

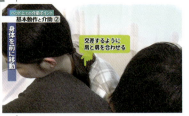

❷お尻を前に引き出す

斜め前に倒した際、反対側の浮いたお尻の下に手のひらを差し入れ、前に向かって滑るように移動させます。

これを左右交互に行います。

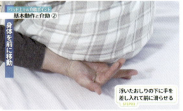

第3章 身につけたい生活に役立つ技

自然な立ち上がり

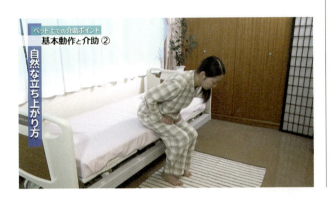

立ち上がりには以下の2つが重要です。

❶ 足を引く
椅子やベッドに浅く座りなおし、十分に足を引きます。

❷ 前かがみになる
重心を前方に移動するために、お辞儀をするように前かがみの姿勢をとります。

立ち上がりの介助

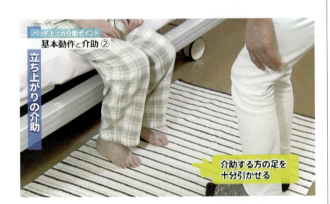

介助する方の足を十分引かせる

❶ 十分に足を引くように促す
ベッドからやや浅めに座り、足を十分に引くように促します。

❷ 斜め前方に引き上げる
介助者は片手を脇の下から背中に回し、もう片方はお尻を支えます。
上体を前かがみになるように促しながら、斜め前方向に引き上げるように介助します。

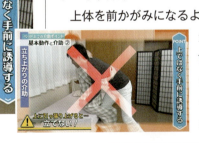

上引っ張り上げると立てない！

> **Point**
>
> ■ 立ち上がりのコツ
> ・ベッドや椅子の座面を高くすると立ち上がりやすくなる。
> ・介助を行う際は、前かがみになる動作の妨げにならない位置で介助を行う。

53

立位での移乗

移乗とは、ベッドから車椅子、車椅子から便座などに移動する動作です。

動作は大きく分けて「立ち上がる（起立）」「方向転換」「座る（着座）」の3つに分けられます。

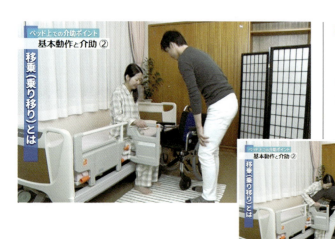

❶立ち上がる。

介助者は前かがみになるように、斜め前方に引き上げるように立ち上がりを介助します。

手すりを持って自分で立つことができる場合は、側方や斜め前方から声かけを行いながら、必要に応じて介助します。

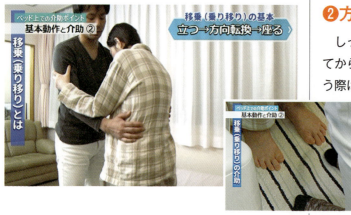

❷方向転換を行う。

しっかり立ち上がり、姿勢が安定してから方向転換を行います。介助を行う際はバランスを崩さないように体を支え、足並みを揃えながら体の向きを変えていきます。

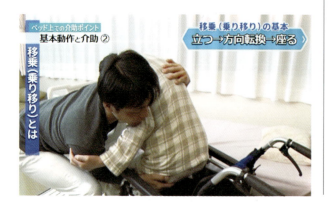

❸ゆっくりと座る。

座るときも前にかがみながら膝を曲げ、ゆっくりと腰を下ろします。

介助を行う際は、座面の位置を確認し、体を支えながらゆっくりと座るように介助します。

座位での移乗

　立ち上がりや立位姿勢を保つことができない場合は、座ったまま移乗を行うようにします。

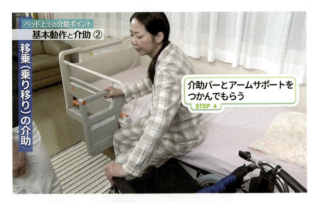

❶お尻を車椅子に近づける。

　車椅子の肘置きを外し、乗り移りが行いやすいように、ベッドに浅めに座り、車椅子にお尻を近づけておきます。

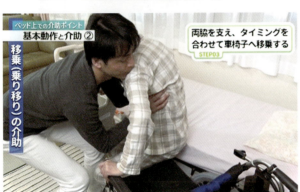

❶お尻を横にスライドさせる。

　介助バーと車椅子の肘置きを持ち、お尻を浮かせながら移乗を行います。
　介助者はお尻がずり落ちないように体を支え、お尻を浮かせるように声かけを行い、タイミングを合わせます。

Point

■ 移乗しやすい環境に調整する

(a) 高い位置から低い位置へ移乗できるように、ベッドの高さを調整する。

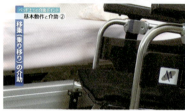

(b) 動作が行いやすいように、ベッドに介助バーを取りつける。

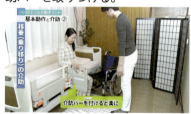

(c) 車椅子はアームサポートを取り外せる（跳ね上げる）ことができるタイプにする。

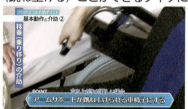

(d) ぶつけて足を痛めないように、フットサポートを外してスペースを確保する。

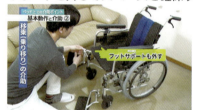

Caution!

・移乗する前に、車椅子の位置やブレーキがかかっていることを確認しましょう。

・方向転換の際に無理な介助を行うとバランスを崩したり、足を傷つけることにも繋がります。また介助者も腰を痛めてしまう可能性があるので、声かけを行い本人の能力を活かしながら介助を行いましょう。

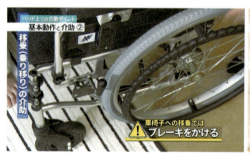
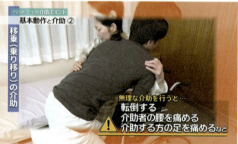

身につけたい生活に役立つ技 第3章

4 食事

　しっかりと食事をとり、栄養を確保することはとても大切です。しかし、関節リウマチの方は、食事をしやすい姿勢を保つことができなかったり、痛みや変形で手を思うように動かせないことにより、満足に食事ができないことがあります。無理なく自分の力で食事をとれるように、食事をする環境や姿勢、食器類を見直してみましょう。

1 食事の際の問題点

　関節リウマチの方は、関節の動きの制限や手指の変形、握力の低下、動作時の疼痛が原因で食事の際に以下のような問題を抱えています。
・箸やスプーンを上手く持てない
・食器などを固定できない
・テーブルの上の食べ物に手が届かない
・食べ物を口まで運ぶことができない

2 食事の姿勢

　姿勢が崩れていると、食事の際に疲労を感じやすくなり食欲が減退したり、誤嚥の危険性が増すため、食事の姿勢を整えることはとても大切です。楽しく安全に食事を行うために、次の3つの状態を確認し、正しい姿勢で食事がとれるようにしましょう。

> **Point**
> **良い姿勢の基本**
> ・しっかりと床に足がついている（目安は足、膝、股が90°になっている）
> ・食べる際、体が軽く前かがみになっている
> ・体が安定している

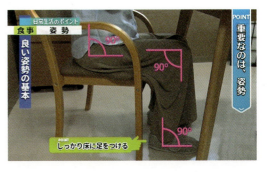

●椅子とテーブルを確認する

　座面は椅子に深く腰掛けた状態で、足がしっかり床につく高さを選びましょう。椅子の座面が柔らかすぎると姿勢が不安定になり、前かがみが行いにくくなるので、お尻が沈みこまない程度の硬さの椅子を選びましょう。テーブルは肘の高さで、手元から口元に運びやすい高さであるかを確認します。

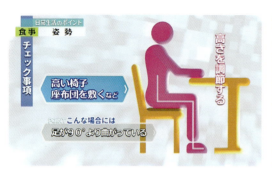 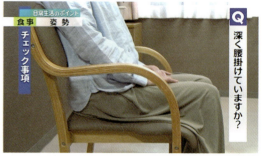

● 足が床についているか確認する

　座面が高く足が床に届かない場合は、踏台を利用しましょう。座面が低く足が90°より曲がってしまう場合は、座布団やクッションを敷いて高さを調整しましょう。

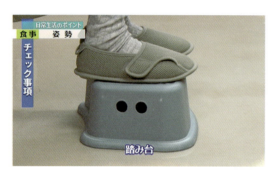 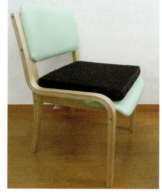

● 体が傾いていないか確認する。

　体が傾いている場合は、傾いている側にクッションを入れるなどして、できるだけ姿勢がまっすぐになるように調整しましょう。また、骨盤周りの隙間をタオルやクッションなどで埋めるようにすると姿勢が安定しやすくなります。

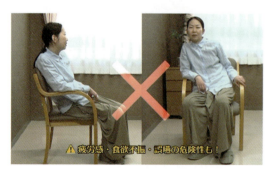 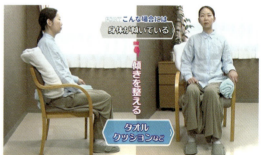

3 食器の選択

使用する食器を見直すことで、食事をしやすくなります。特に指先は痛みや変形、握力の低下などで思うように動かせず、食器の扱いに苦労する場面も多いです。本人の手の大きさや手の筋力に合った食器を選びましょう。

> **Point**
> ・できるだけ軽い食器を選ぶ
> ・持ちやすい形状の食器を選ぶ（両手を添えて持つことができるもの）
> ・スプーンやフォークは柄が太いものを選ぶ
> ・滑りにくいものを選ぶ
> ・自助具を使用する

4 食事の際に便利な自助具の一例

自助具とは、体が不自由な人が日常生活動作をより便利に、より容易にできるように工夫された道具です。自助具は福祉用具のなかで最も身近な道具であり、生活を助けるものです。

● **食べ物がすくいやすい皿**
　［対象］主にスプーンで食事をする方。
　　　　　皿をしっかりと押さえることができない方。
　［特徴］皿の縁に返しがあり片手でもすくいやすい。
　　　　　裏面に滑り止めのゴムが付いておりずれにくい。

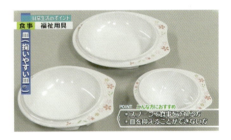

● **滑り止めシート**
　［対象］皿などをしっかりと押さえることができない方。
　［特徴］皿などがずれにくくなり、すくいやすい。

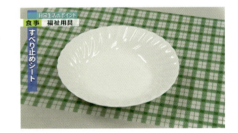

● **バネ付きの箸**
　［対象］指先の力が弱く箸の開閉がうまくできない方。
　［特徴］握りやすい形状で、根本にバネが付いていて自動で開く。

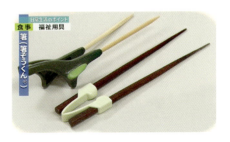

- **柄が太いスプーン・フォーク**

    [対象] 細い柄のスプーンをうまく持てない方。手首が動かしにくく、口元に運ぶことが困難な方。

    [特徴] 柄が太く、軽くて持ちやすい。写真の商品はヘッド部分を曲げることができる。

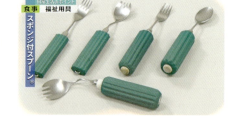

- **柄にでっぱりが付いたスプーン、フォーク**

    [対象] 関節の変形が強く、指が開きにくい方。

    [特徴] 指の間に柄を差し込み、でっぱりに指をかけることで握らなくても使用できる。

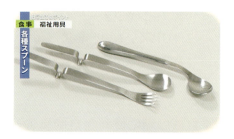

- **万能カフ**

    [対象] 握力低下や手指の曲がりでうまく握れない方。手を口元まで近づけられる方。

    [特徴] 万能カフのホルダー部分にスプーンなどの柄を差し込み、手に巻きつけて固定することで、握らなくても使用できる。

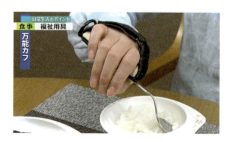

- **持ちやすいコップ**

    [対象] 指先の変形でコップをうまく持てない方。

    [特徴] コップの持ち手を手に引っかけて持つことができる。

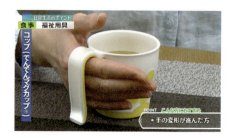

- **ペットボトル・オープナー**

    [対象] 握力が弱い方や指先の動きが制限される方。

    [特徴] 力を入れず、ペットボトルの蓋を楽に開けることができる。指ではなく、手のひらを使って開けることで、関節への負担を軽減できる。

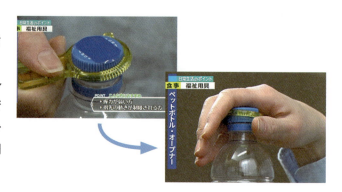

第 3 章 身につけたい生活に役立つ技

5 整容～身だしなみを整える

　整容動作は容姿や身だしなみを整える動作のことです。身だしなみを整えることは、衛生面を保つだけでなく、生活リズムを整えたり、他者との交流や外出する準備にもなるため、社会性の維持や精神的自立にも繋がります。

1 整容動作の分類

　整容動作は毎日習慣的に行うものと、個人や性差によって頻度が異なるものがあります。
・毎日の習慣的に行う動作：洗顔、整髪、手洗い、歯磨き
・個人差や性差で頻度が異なる動作：爪切り、化粧、髭剃り

2 整容の際の問題点

　整容動作は朝に行うことが多い動作ですが、関節リウマチの特徴として朝のこわばりや関節の動きの制限、筋力の低下などがみられるため、顔や頭に手が届きにくくなったり、道具を持つことが難しくなってしまうことがあります。

3 洗顔・整髪

　洗顔の際は、頭を前に倒しすぎると首を痛めることがあるので、体全体を前に倒すようにして行いましょう。この際、洗面台を高くすることは難しいので、椅子に座って行うと首を前に傾けすぎずに動作が行えます。テーブルなどに洗面器をおいて洗顔してもよいでしょう。また、関節に負担をかけないために、水道栓はレバー式やボタン式、センサータイプのものがおすすめです。

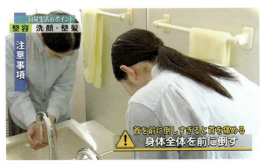

前に傾け過ぎない

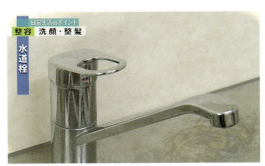

水道レバー

　整髪の際も、首を前に傾けすぎないように注意し、髪に手が届かない場合は柄が長めのものを選んだり、棒にくしを固定するなどの工夫や自助具の使用を検討しましょう。

洗顔・整髪の際に便利な自助具をいくつか紹介します。

● **長柄洗顔ブラシ**
［対象］肩や肘関節の動きに制限があり、顔に手が届きにくい方。
［特徴］前かがみの姿勢になったり腕を上げずに顔を洗うことができる。
［工夫］孫の手などの先端にハンカチやガーゼを巻きつけると、長柄洗顔ブラシの代用になる。

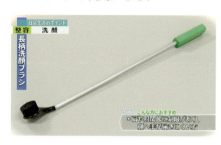
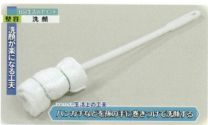

● **長柄くし**
［対象］肩や肘関節に制限があり、頭に手が届きにくい方
［特徴］腕を上げずに髪をとかすことができる。軽量で角度を調整できるものなど、状態にあったものを選択する。
［工夫］棒状のものの先端にブラシを取り付けて代用する。ワイヤーなどで固定する際に必要に応じて角度を調整する。

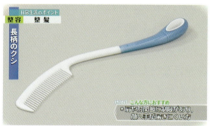
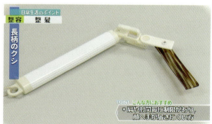

4 歯磨き

歯磨きは食後に行う動作です。関節リウマチの方のなかには、歯ブラシが握りにくい方や、口を大きく開きにくい方もいます。歯磨きの際に便利になる工夫をいくつか紹介します。

●柄を太くした歯ブラシ
　［対象］握力が低下して歯ブラシが握りにくい方。
　［特徴］柄の部分にハンカチやガーゼを巻き、柄を太くすることで握りやすくなり、しっかりと持って歯を磨くことができる。

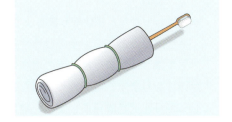

●先端部が小さい歯ブラシ
　［対象］口が開きにくい方。
　［特徴］ブラシ部分が小さく、口を大きく開けずに口の中に入れやすくなる。

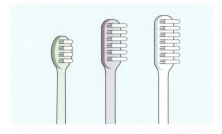

●電動歯ブラシ
　［対象］指先や手首の細かい動きが難しい方。
　［特徴］手を動かさなくても細かいブラッシングが行える。

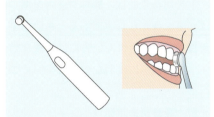

●柄を長くしたブラシ
　［対象］肩や肘の動きに制限がある方。
　［特徴］柄の部分を棒に固定し、柄を長くすることで、腕を上げずに歯を磨くことができる。

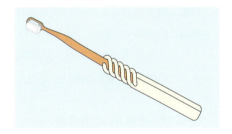

5 手洗い

　関節リウマチの方は治療薬の影響で免疫力が低下していることも多く、手洗いを行うことは、感染症を予防するためにも重要な動作です。しかし、指に変形がある場合は、指の間を洗ったり、手を擦り合わせることが困難になります。

　手洗いは、①手のひらや手の甲を伸ばすように擦り合わせます。②指の間や指先を念入りに洗い、③手首も忘れずにしっかり洗いましょう。手洗い後に速乾性の手指消毒用アルコールを使うこともおすすめします。

①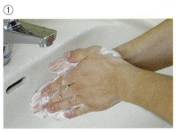

②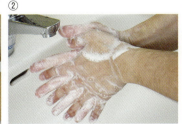

③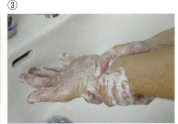

> **Point**
> **水気はしっかりと拭き取りましょう**
> 　手を洗ったあとに、手のひらや指の間に水気が残ってしまうと、手の水虫や異臭の原因になります。柔らかく清潔なタオルでしっかりと拭き取りましょう。特に指の付け根は水気が残りやすいので、薄手の柔らかいガーゼで指の間をなぞるようにていねいに拭いてください。

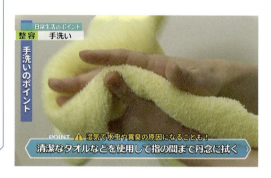

6 爪切り

　爪を切ることは、異臭や皮膚を傷つけることを予防します。他者との交流には必要な身だしなみであるともいるでしょう。しかし、爪切りは握力が弱く、手首や指が動きにくい方には困難な動作です。
　爪切りの際に便利な自助具をいくつか紹介します。

● **台、吸盤付き爪切り**
　［対象］握力が弱く、手首や腕が動きにくい方。
　［特徴］柄の部分が長く、腕や手のひらの力で爪を切ることができる。また、台が吸盤で固定されているので正確性も高い。

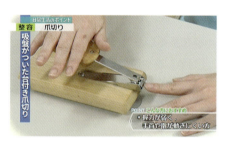

● **アームバーを延長した爪切り**
　［対象］手首や手指の変形で爪切りの向きを変えにくい方。
　［特徴］刃の向きを変えられるので、手首や手指の動きを少なくでき、軽い力で爪を切れる。

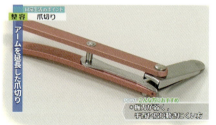

● **爪やすり**
　［対象］指や腕の力が弱い方。
　［特徴］爪切りの操作が困難であっても、爪を削ることができる。

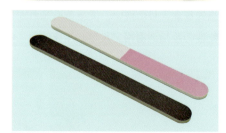

7 その他（化粧、髭剃り）

化粧や髭剃りで身だしなみを整えることは生活の張りにも繋がります。

口紅は口紅ブラシ（a）を使用すると良いでしょう。柄が長いため、肘や手指の動きが困難な方でも動作が容易になります。ひげ剃りは怪我の防止のためにも剃刀タイプではなく電気シェーバー（b）がおすすめです。髪を乾かすドライヤーは、ドライヤースタンド（c）を使用すると手で持たずに使用することができます。

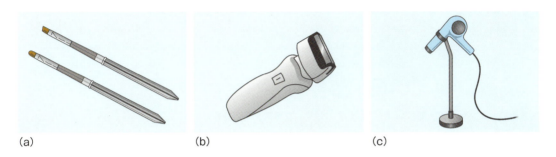

(a)　　　　　　　　　(b)　　　　　　　　　(c)

6 更衣〜着替え

朝晩の1日2回の着替えを行うことは、気分の切り替えを行い、昼と夜を区別し、規則的な生活を過ごすために大切な行動です。また、おしゃれを楽しむことで生活の意欲を引き出すことにもなり、他者との交流など社会性の維持にも繋がります。

1 更衣動作の環境の工夫

更衣動作を行う際は、座位のバランスが安定していることが大切です。ベッドに座って動作をするとふらつく場合は、背もたれ付きの椅子に座って行うようにしましょう。

2 衣服を選ぶときのポイントと工夫

関節の変形や痛み、動きの制限がある場合は、衣服の着脱に難しさを感じてしまうこともあります。衣服はゆったりと着られるものや伸縮性の高い素材のものを選ぶと着脱が行いやすくなります。また、肌触りや吸湿性が良いものや体が冷えにくいものなど、生活環境に合わせ、着ていて楽なものを選択しましょう。

● **前開きタイプ（ワイシャツなど）**

　首の関節へ負担が少ないタイプです。

　背幅が広いものを選ぶと袖通しがしやすくなります。

　指先の細かい動きが難しい場合は、ボタンやボタン穴が大きい衣服を選んだり、ファスナーにひもを取り付けるなどの工夫をすると動作が行いやすくなります。

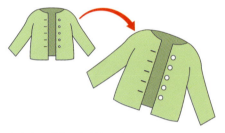
大きめのボタンやボタン穴

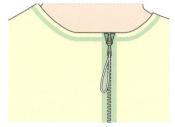
ファスナーにひも

● **かぶりタイプ（Tシャツなど）**

　ボタンやファスナーなどの細かい操作をしなくても着られるものが多いタイプです。袖付けが大きく、伸縮性の高い素材のものを選ぶと動作が行いやすくなります。

　頭を通す際に首の関節へ負担がかかりやすくなるため、襟元が広めのものを選びましょう。

● **ズボン**

　ズボンやスカートは腰ゴムタイプのものを選ぶと、ボタンやファスナーなどの細かい動きを行わずにはくことができます。また、ズボンは足をスムーズに通せるように足首部分が締まっていないものを選びましょう。

3 上衣の更衣動作

> **Point**
>
> ● **上衣の介助について**
>
> できる動作を維持するために、できるところは本人に行ってもらうことが大切です。前開きタイプの着衣時に肩に衣服をかけてあげたり、かぶりタイプの頭の出し入れ時に襟口を広げ、首が傾きすぎないように介助するだけでも、本人の体への負担を減らすことができます。

前開きタイプの着衣

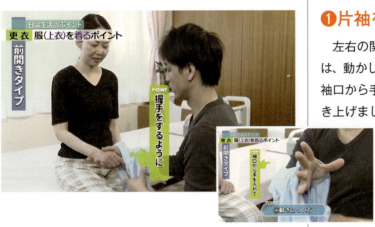

❶片袖を通す。

　左右の関節の動く範囲が異なる場合は、動かしにくい方の腕から通します。袖口から手が出たら、肘あたりまで引き上げましょう。

　介助の際は、服の袖口から介助者の手を入れて、握手をするようにして袖を通しましょう。

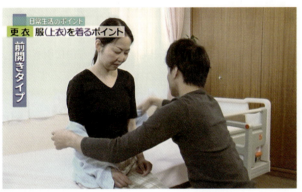

❷衣服を背中へ回し、片袖を通す。

　衣服を背中の方から反対側へ回し、もう片方の袖を通します。

　背中の方に手が届きにくい場合は孫の手などの道具を使用すると自分で行うことができる場合もあります。

　関節の痛みが強い場合は介助者に手伝ってもらいましょう。

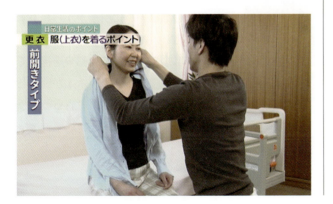

❸肩まで衣服を上げ、整える。

　両袖を通したら、左右交互に少しずつ衣服を肩まで引き上げましょう。

前開きタイプの脱衣

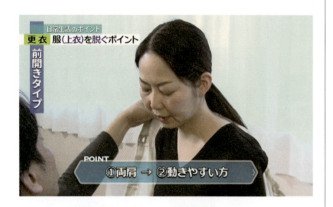

❶ 両肩を脱ぐ。

最初に動きやすい方の襟元を持って、肩を脱ぎましょう。

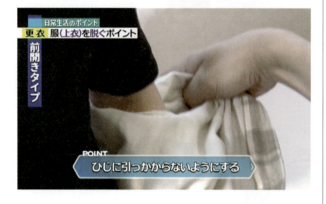

❷ 片袖ずつ抜く。

左右の関節の動く範囲が異なる場合は、動かしやすい方の腕から抜きます。

片袖を抜いたら衣服を前に引き寄せ、もう片方の袖もゆっくり下ろすように抜きましょう。

肩が動きにくい場合は、左右交互に少しずつ袖を下ろしていく方法もあります。

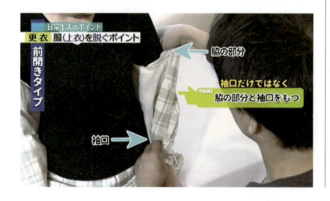

※介助で袖を引き抜く場合。

介助の際は、肘に引っかからないように注意し、袖口だけを持って引き抜くのではなく、袖と脇の部分を持ってゆっくり抜きましょう。本人が動かせる場合は、肘を軽く引いてもらうようにしましょう。

Caution!

衣服を引っ張らない

衣服を無理矢理引っ張って脱がせると、関節に負担をかけてしまいます。正しい手順でゆっくりと介助しましょう。

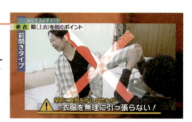

かぶりタイプの着衣

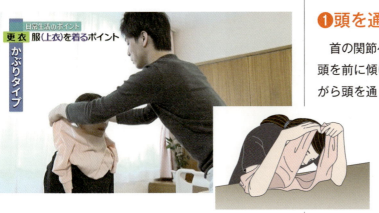

❶頭を通す。

　首の関節へ負担となってしまうため、頭を前に傾けすぎないように注意しながら頭を通します。

　筋力が低下し、腕を上げることが困難であれば、テーブルに肘をつき頭を通しましょう。

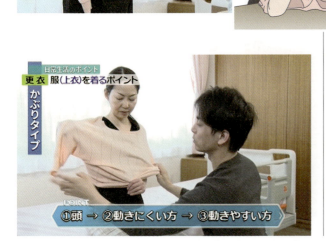

❷片袖ずつ通す。

　左右の関節の動く範囲が異なる場合は、動かしづらい方の腕から袖を通します。

かぶりタイプの脱衣

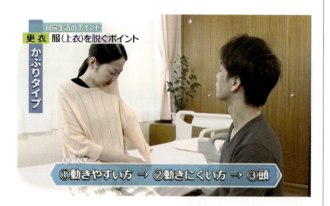

❶ 片袖ずつ抜いていく。

左右の関節の動く範囲が異なる場合は、動かしやすい方の腕から袖を抜きます。

❷ 頭を抜く。

首を前に傾き過ぎないように注意しながら、衣服を持ち上げて頭を抜きます。

Point

■ **肩に痛みがある場合の手順**

かぶりタイプの衣服の着脱を行う際、肩の痛みや動きの制限がある場合は手順が変わるため確認しましょう。

着衣：痛みが強い方から袖を通し、次に頭、最後に痛みが少ない方の袖を通します。
脱衣：痛みが少ない方の袖を抜き、次に頭、最後に痛みが強い方の袖を抜きます。

Caution!

首を傾け過ぎない

かぶりタイプの衣服は、頭を通す際に頸椎の亜脱臼で首を痛める可能性があります。衣服を頭に通す際は、首を前に傾け過ぎないように十分な注意が必要です。

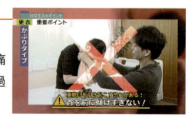

4 下衣の更衣動作

> ## 下衣の着衣

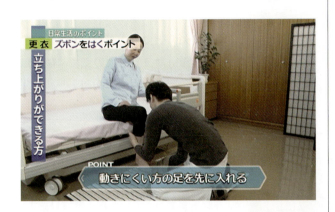

❶**片足ずつ通す。**

　左右の関節の動く範囲が異なる場合は、動かしづらい方の足から通します。裾から踵がしっかり出ていることを確認しましょう。

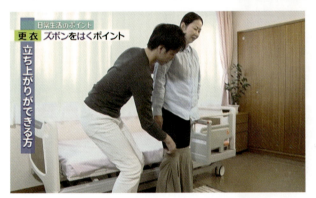

❷**立ち上がり、姿勢を安定させる。**

　両足をしっかりと床につけて立ち上がり、体を安定させます。手すりなどの支えになるものがあるとより安全です。

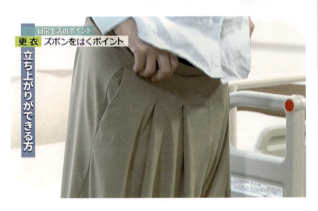

❸**下衣を腰まで引き上げる。**

　体が安定してから下衣を引き上げましょう。立ち上がる前に手が届く位置まで下衣を引き上げておくと、バランスを崩しにくくなります。

下衣の脱衣

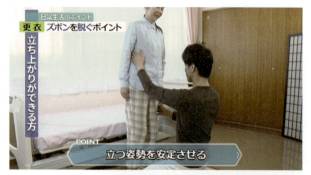

❶ **立ち上がり、姿勢を安定させる。**

　ゆっくりと立ち上がり、姿勢を安定させます。手すりなどの支えになるものがあるとより安全です。

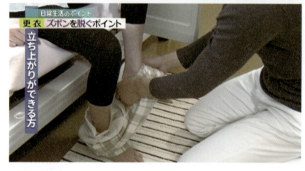

❷ **膝上まで引き下げる。**

　一度に下まで下げようとせず、下衣を膝上まで引き下げたら一度座ります。

❸ **片足ずつ抜く。**

　座った状態で足首の所まで下衣を下げてから、足を抜くようにします。

　左右の関節の動く範囲が異なる場合は、動かしやすい方の足から抜きます。

Point

■ 立ち上がりが困難な場合

（a）立ち上がりが困難な場合は、お尻を左右交互に浮かして少しずつ下衣を下ろしていきます。

（b）足を上げることや前かがみになることが難しければ、足で押し出すようにして下衣を脱ぎます。

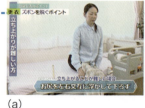
(a)
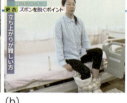
(b)

Caution!

無理に足を持ち上げない

　無理に足を持ち上げると関節に負担をかけてしまいます。

　また、足を持ち上げるとバランスを崩しやすく、後方へ倒れこむ危険性が高まるので注意が必要です。

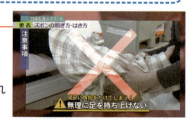

ヒップアップで行う下衣の着衣

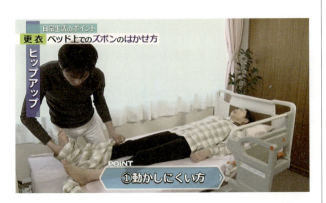

❶ 片足ずつ通す。

　左右の関節の動く範囲が異なる場合は、動かしづらい方の足を先に通します。

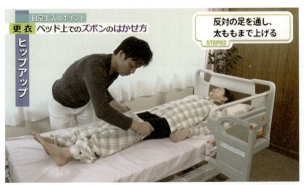

❷ 太ももまで上げる。

　両足を通したら、太もも（お尻の下）まで上げていきます。

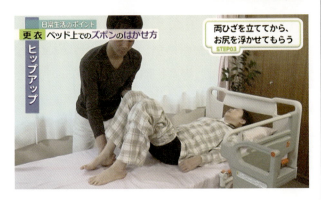

❸ 両膝を立てる。

　足を動かしにくい場合は、ゆっくりと膝を曲げる介助をします。
　膝を曲げた際に足が滑る場合は滑り止めマットを使用しましょう。

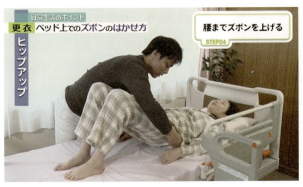

❹ 腰まで上げる。

　声をかけてお尻を持ち上げてもらい、お尻が浮いたタイミングで下衣を腰まで上げます。

ヒップアップで行う下衣の脱衣

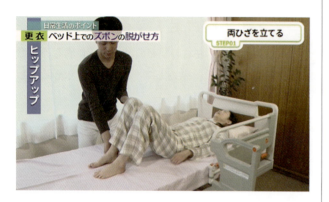

❶ 両膝を立てる。

　足を動かしにくい場合は、ゆっくりと膝を曲げる介助をします。
　膝を曲げた際に足が滑る場合は滑り止めマットを使用しましょう。

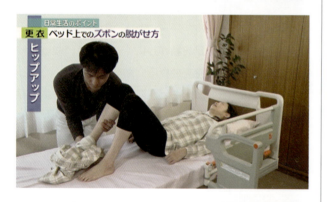

❷ 太ももまで下ろす。

　声をかけてお尻を持ち上げてもらい、お尻が浮いたタイミングで下衣を太もも（お尻の下）まで下げます。

❸ 足首まで上げる。

　腰を下ろしてから、足首（ふくらはぎ）まで下ろしていきます。

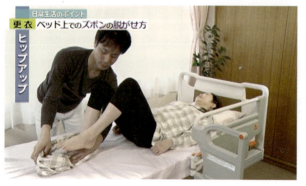

❹ 片足ずつ通す。

　左右の関節の動く範囲が異なる場合は、動かしやすい方の足を先に抜きます。
　両足とも脱ぎ終えたら、ゆっくりと膝を伸ばします。

寝返りを利用した下衣の着衣（ヒップアップが難しい場合）

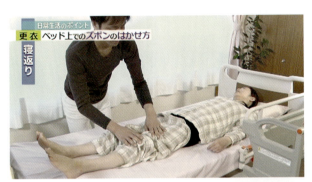

❶ 片足ずつ通し、太ももまで上げる。

　左右の関節の動く範囲が異なる場合は、動かしづらい方の足を先に通します。

　両足を通したら、太もも（お尻の下）まで上げていきます。

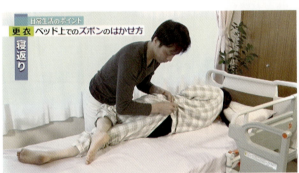

❷ 寝返りを促し、下衣を上げる。

　寝返りを促しながら体を横向きにし、左右交互に下衣を引き上げていきます。

寝返りを利用した下衣の脱衣（ヒップアップが難しい場合）

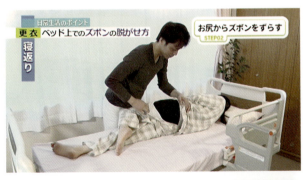

❶ 寝返りを促し、下衣を下げる。

　寝返りを促しながら体を横向きにし、左右交互に下衣を引き下げていきます。

❷ 太ももまで下げ、片足ずつ抜く。

　太もも（お尻の下）まで下げたら、足首（ふくらはぎ）まで下ろしていきます。

　左右の関節の動く範囲が異なる場合は、動かしやすい方の足を先に抜きます。

5 更衣の際に便利な自助具の一例

更衣の際に便利な自助具をいくつか紹介します。

● **面ファスナータイプの留具**

[対象] ボタンを留めるなどの指先の細かい動きが難しい方。

[特徴] 面ファスナーを重ね合わせるだけで衣服を留めることができる。

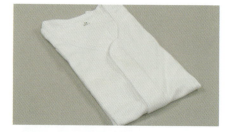

● **ボタンエイド**

[対象] ボタンを留めるなど指先の細かい動きが難しい方。

[特徴] ボタンホールからボタンエイドのループ状の部分を通し、ボタンを引っかけて引き抜いてボタンを留めることができる。

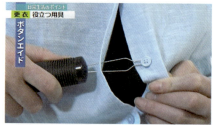

● **リーチャー**

[対象] 関節の動きに制限がある方。

[特徴] 先端のフックでものを引き寄せたり押したりすることができる。さまざまな形状や長さのリーチャーがあるので、目的や用途に合わせて選択できる。

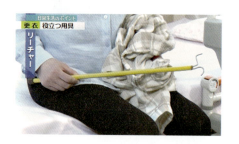

● **ソックスエイド**

[対象] 股関節や膝関節が曲がりにくく、足下に手が届きにくい方。手指の変形や筋力の低下により、靴下の引き上げが困難な方。

[特徴] ソックスエイドに靴下を被せ、その中に足を入れてひもを引き上げると楽にはける。

[注意] 靴下のゴムが硬い場合は使用しにくい。

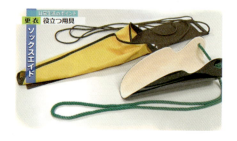

> **Point**
>
> ■ **靴や靴下の着脱**
>
> 靴や靴下の着脱は股関節や膝関節の動き、座位保持の能力によって適切な方法が異なります。20cm程度の台に足を乗せて行ったり、ソックスエイドやリーチャーを使用するなどの工夫が必要です。

第3章 身につけたい生活に役立つ技

7 トイレ動作

　排泄は毎日の生活で必ず行うものであり、人として最後まで羞恥心が保たれる繊細な行為でもあります。そのため、トイレ動作に難しさを感じても介助を頼みにくく、少しでも長く自分の力でスムーズにトイレ動作を続けられるための工夫が必要です。

1 トイレ動作の環境の工夫

- 便座は股関節や膝関節の負担を軽減させるために、洋式便座が望ましいでしょう。
- 可能であれば、便座の高さを45〜48cm程度に設定すると立ち上がりが行いやすくなります。
- 立ち上がりにくい場合は、手すりを持って行いましょう。新たに手すりを設置する際は、動かしやすい手の側に設置しましょう。
- トイレマットなどもつまずきの要因となるため、動かないように固定してもよいでしょう。また、スリッパも脱げやすいので注意が必要です。
- 温度の変化は関節リウマチの方にとって痛みが強くなるなど、体調に影響を与えるため保温便座を利用し、急激な温度変化による体調の変動が起こらないようにすることも大切です。

2 トイレ動作

トイレ動作の介助

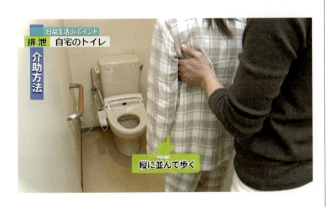

❶ トイレに移動する。

　トイレ入口の敷居などにつまずかないように注意しましょう。
　介助の際は本人と同じリズムで足並みを揃えて歩きましょう。トイレの間口が狭い場合は、縦並びで後ろから両脇の下を支えるようにしましょう。

77

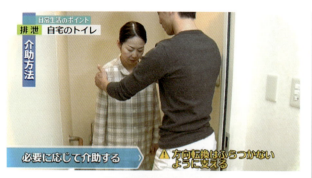

❷便座の方へ向きを変える。

　便座の前で方向転換を行います。

　介助の際は本人と足の踏みかえのタイミングに合わせながら行いましょう。

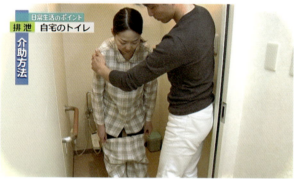

❸下衣を下ろす。

　下衣を下ろす際は、便座と足の間に敷きこまないように、膝近くまでしっかり下げます。その際、バランスを崩しやすいので注意しましょう。

　介助の際も、必要に応じて体を支え、本人ができるところまでは本人に行ってもらうようにしましょう。

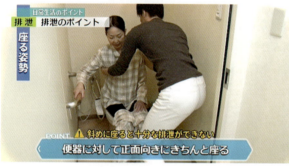

❹便座に座る。

　便座に対して正面を向いているかを確認し、ゆっくり座ります。

　介助者は手すりの反対側に立つなど、本人が前かがみ姿勢となる動作を妨げないような位置で介助を行いましょう。

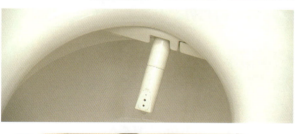

❺排泄の後始末をする。

　お尻まで手が届きにくい場合は、前方から拭くようにしましょう。

　また、温水洗浄便座を利用することで拭く手間を簡略化できます。

❻便座から立ちあがる。

　前かがみの姿勢を取りながら立ち上がります。介助の際も動作を妨げない位置で、上半身を支え前かがみを促して立ち上がりを介助します。

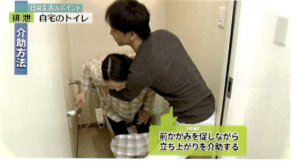

第 3 章 身につけたい生活に役立つ技

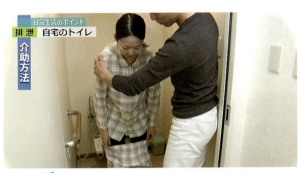

❼下衣を上げる。

　立ち上がり前に、膝上まで下衣を上げておくと、動作が行いやすくなります。

　介助の際は、本人の手が届く位置まで下衣を上げて、本人の手が届く範囲は本人に行ってもらいましょう。

> **Point**
> ■ 手すりの利用
> 縦手すりを利用すると立ち上がりやすくなります。手の変形などで手すりを握ることが難しい場合は、横手すりに腕を乗せて、腕全体の力で立ちあがるようにしましょう。

3 ポータブルトイレの利用

　朝のこわばりがあり体が動かしにくい場合や、体調が優れない場合は、無理をせずにポータブルトイレの使用を検討するようにしましょう。また、起床してすぐの動作もふらつきによる膝折れや転倒の危険性が高いため、安全性を考慮してポータブルトイレの使用がおすすめです。

　ポータブルトイレを使用する際は次の3つを確認しましょう。

ポータブルトイレ

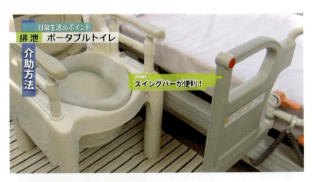

❶ベッドにスイングバーを設置する。

　立ち上がりの補助として、ベッドにスイングバーを取り付けましょう。使用する前にスイングバーがしっかり固定されているか確認しましょう。

❷ベッドにポータブルトイレを近づける。

　移動距離を短くし、安全に移れるようにベッドとポータブルトイレをしっかり近づけましょう。

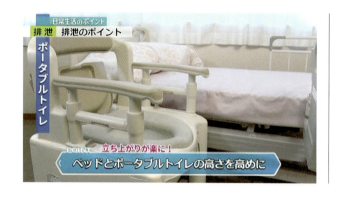

❸座面の高さを調整する。

　ベッドとポータブルトイレの座面は立ち上がりが行いやすいように、やや高めに調整しましょう。

◢ トイレ動作の際に便利な自助具の一例

　トイレ動作の際に便利な自助具をいくつか紹介します。

● **据え置き式便座**
　［対象］和式便器での動作（しゃがみ込み）が難しい方。
　［特徴］和式便器に取り付け、洋式便座のように便座に腰掛けることができるようになる。

● **補高便座**
　［対象］低い位置からの立ち上がりが行いにくい方。
　［特徴］便座に取り付け、座面を高くすることで立ち上がりが楽に行える。座面が柔らかいタイプの補高便座は、長時間便座に座る際のお尻への負担を軽減できる。

● **押し棒**
　［対象］関節の制限や指の変形、筋力低下でボタンなどを押すことが困難な方。
　［特徴］温水洗浄便座の操作ボタンまでの距離を補うことができる。

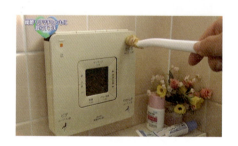

8 入浴

　毎日の入浴は体を清潔に保つだけでなく、気持ちをリラックスさせる効果もあります。さらに関節リウマチの方にとって体を温めることは血行を良くし、疲労の回復を助けたり、筋肉を柔らかくし関節のこわばりや痛みを和らげる効果が期待されます。

1 入浴の際の問題点

　関節リウマチの方にとって、入浴動作は日常生活の中でも最も難しい動作といえます。手や足など関節の動きが制限され、筋力が低下することで体や頭を洗いにくくなり、さらに下肢機能やバランス能力が低下すると浴槽への出入り（またぎ動作）が困難になります。

2 入浴の際の問題点

●転倒に注意する

　浴室はとても滑りやすい環境のため、転倒には十分な注意が必要です。洗い場や浴槽内に滑り止めマットを敷いたり、壁に手すりを設置するとよいでしょう。石鹸やシャンプーが床に残っていると滑りやすく転倒に繋がるため、しっかりと洗い流すことも大切です。

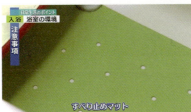
滑り止めマット

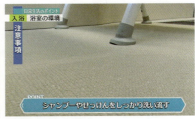
泡をシャワーで流す

●急激な温度変化に注意する

　冬場は脱衣所と浴室の温度差が顕著になります。急な温度変化は体の負担になるため対策が必要です。入浴前に浴槽のふたを開けておいたり、温水のシャワーをかけて浴室内を温めておくとよいでしょう。可能であれば、脱衣所に暖房器具を設置し温めることも効果的です。

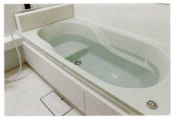
浴槽のふたを開けている

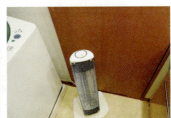
脱衣所にヒーター

3 入浴方法

立った姿勢では、バランスが不安定になりやすいため、シャワーチェアに座ったまま浴槽に入ると安全です。ここでは座って浴槽に入る方法を解説します。

浴槽に入る

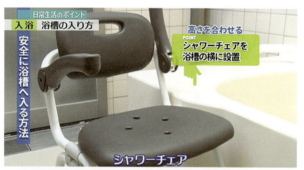

❶シャワーチェアを設置する。

シャワーチェアは浴槽の横に隙間ができないようにして、浴槽の縁と高さを揃えて設置します。このとき、足が上がりやすい方を浴槽側になるように設置しましょう。

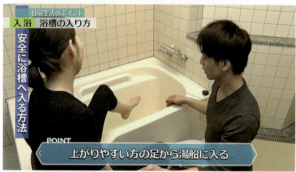

❷浴槽側の足から入れる。

浴槽の縁近くに座り、浴槽側の足を入れ、お尻をずらし浴槽に近づきます。

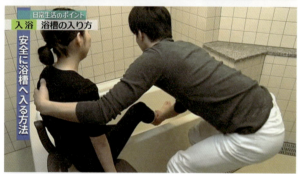

❸もう片方の足を入れる。

先に入れた足が浴槽の底についていない場合はバランスを崩しやすくなります。

介助を行う際は、バランスを崩さないように、必要に応じて体を支えましょう。

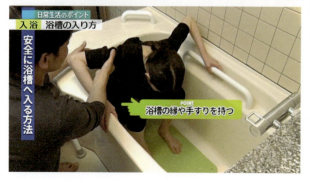

❹浴槽にゆっくり腰を下ろす。

両足の裏がしっかり浴槽の底についていることを確認し、体の向きを整えましょう。浴槽の縁や手すりを支えにしてゆっくり腰を下ろしていきます。

浴槽の底に滑りどめマットを敷くと、力が入りやすくなります。

浴槽から出る

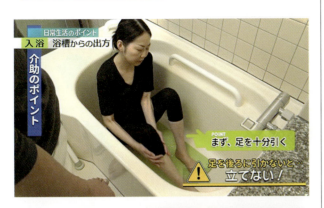

❶足を十分に引く。

膝を立て、足を体の方向に十分に引き寄せます。

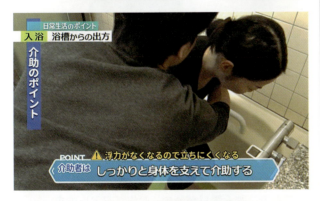

❷浴槽前方の縁を持つ。

手すりや浴槽前方の縁を持ち、前かがみの体制になります。

❸立ち上がる。

立ち上がる際は、お尻から湯船が出ると、浮力の影響がなくなるため、バランスを崩さないようにしっかりと体を支えましょう。

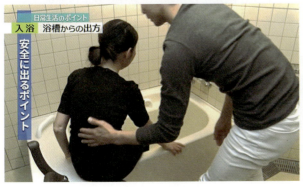

❹シャワーチェアへ移動する。

シャワーチェアに近い浴槽の縁に腰掛けます。浅く座るとお尻がずり落ちやすくなるのでお尻の位置を確認しながら腰掛けましょう。

介助者は必要に応じて体を支えたり、お尻の位置を誘導します。

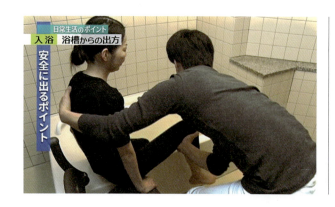

❺浴槽から片足ずつ出す。

　片足を浴槽から出し、お尻を横にずらしシャワーチェアに移動します。足が床についていることを確認し、もう片方の足も出します。

> **Point**
>
> ■ 浴槽からの立ち上がりの介助
>
> 介助者は立ち上がりの介助を行う際に、両足を横に開いて介助を行うと腰に負担がかかってしまうため、両足を前後に大きく開いて行いましょう。介助量が多い場合は、介助者も浴槽の中に入って立ち上がりの介助を行うと、介助が行いやすいこともあります。
> 真上に引き上げるのではなく、本人の重心移動を促しながら、斜め上に向かって引き上げるように介助をしましょう。
>
>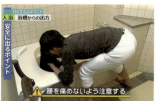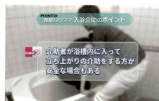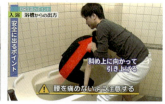

> **Point**
>
> ・足の出し入れは、体が後方に倒れやすくなるため注意が必要です。
> ・またぎ動作は動きやすい方の足から行うことで、踏ん張りが効き、動作が安定します。
> ・左右どちらかの足が床にしっかりついているか確認しましょう。
>
>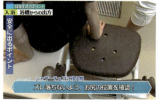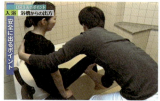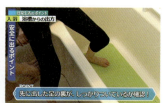
>
> お尻の位置　　　　　　動きやすい足からまたぐ　　　　床に足がついている

4 浴槽の出入りの際に便利な自助具の一例

浴槽の出入りの際に便利な自助具をいくつか紹介します。

- **シャワーチェア**
  - ［対象］低い椅子からの立ち座りが難しい方。立った姿勢での浴槽のまたぎ動作が困難な方。
  - ［特徴］高さの調整が可能で、体格にあわせて座面を調整できる。

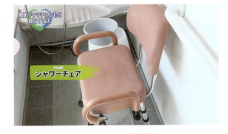

- **バスボード**
  - ［対象］浴槽の出入りが不安定な方。
  - ［特徴］浴槽の縁に取り付け、浴槽への橋渡しとして使用する。シャワーチェアと同時に使用するとより効果的。

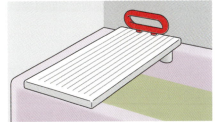

- **回転式バスボード**
  - ［対象］座って浴槽の出入りをする際に、方向転換が行いにくい方。
  - ［特徴］座ったまま座面が回転する。体の向きを楽に変えることができる。

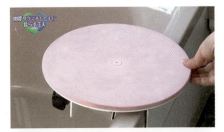

- **バスリフト**
  - ［対象］膝が十分に曲がらない方。足の力が弱く浴槽内で立ち座りが難しい方。
  - ［特徴］座面（シート部分）が昇降し、楽に湯船に入ることができる。

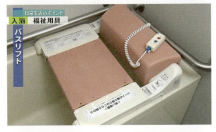

- **浴槽台**
  - ［対象］膝や股関節が曲がりにくい方。浴槽でしゃがむ動作が難しい方。
  - ［特徴］関節に負担が少なく立ち座り動作を行える。使用すると肩まで湯船につかれないので、肩にタオルをかけるとよい。

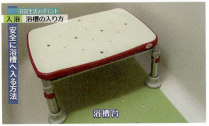

> **Point**
> ■ 介護サービスの利用
> 浴槽の深さや手すりの位置など、浴室の環境によっては介助が困難な場合もあります。介助が難しいと感じるときは介護サービスの利用を検討することも一つの手段です。担当ケアマネジャーや専門スタッフに相談し、負担のない動作や最適な介護を考えていきましょう。

5 洗体、洗髪の際に便利な自助具の一例

洗体、洗髪の際に便利な自助具をいくつか紹介します。

● ボディーブラシ
　[対象] 手足や腰が曲がらないなどで、背中や足などが洗いにくい方。
　[特徴] 自分で洗える範囲が広がる。大きな動きが少なくなり、関節の負担が軽減する。柄のあるものの先にタオルを巻き付けるなどで代用可能。
　[Point] 肩が上がりにくい方は、背中を洗う際、柄を逆手に持ちブラシを下側から使うと肩を上げずに洗うことができる。足先を洗う場合は、毛先が柔らかいブラシを選ぶ。

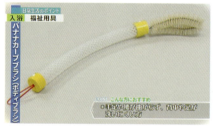 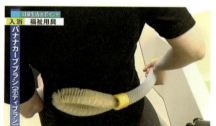

● ループ付きタオル
　[対象] タオルをうまく持つことができない方。背中に手が届きにくい方。
　[特徴] タオルの両端にループ状のひもが取り付けてあり、ループ部分に腕や手首を引っかけて体を洗える。
　[Point] 関節の動きに合わせてループの長さを調整する。

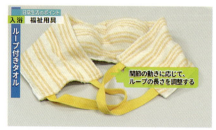 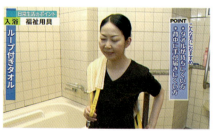

- ●垢すりグローブ
  - [対象] タオルをうまく持つことができない方。指に力が入りにくい方。
  - [特徴] 指先に力をいれずに洗うことができる。

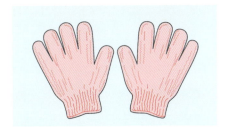

- ●頭皮ブラシ
  - [対象] 指の力が入りにくい方。
  - [特徴] ベルトやカフを取り付けると持ちやすくなる。

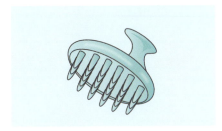

- ●長柄ヘアブラシ
  - [対象] 肩や肘の関節が動きにくい方。
  - [特徴] 柄が長く少ない動きで頭髪をとかすことができる。関節の動きに合わせて柄の長さや角度を調整する。

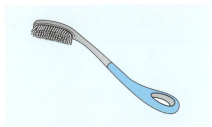

- ●湯桶スタンド
  - [対象] 屈む姿勢が取りにくい方。
  - [特徴] 楽な姿勢で湯桶を使え、腰の負担が軽減される。
  - [Point] 浴槽の椅子の上に湯桶を置くことでも代用可能。

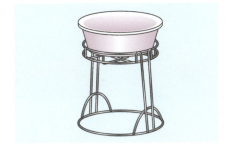

> **Point**
> ■ 洗い流すときの工夫
> 体や髪を洗い流す際は、シャワーを使用すると、関節の負担を少なくすることができます。湯桶を使用する場合は、軽くて持ち手のある使いやすいものを選び、湯桶に入れる水は半分程度にして、数回に分けるようにしましょう。

■ 文献
1)「流 生活便利帳—自助具編—」(公益社団法人 日本リウマチ友の会/編), 2016
2)「リハビリテーションからみた介護技術」(山永裕明/監, 野尻晋一/著), 中央法規出版, 2006
3)「口から食べる嚥下障害 Q&A 第4版」(藤島一郎/著), 中央法規出版, 2011

第 **4** 章

リウマチの楽しい体操

本章で紹介するリウマチ体操は、関節リウマチ患者さんでも無理なく体を動かして健康に過ごせるようになることを目的として開発された体操です。付属のDVDも見ながら、ぜひ毎日取り組んでみてください。

第4章

リウマチの楽しい体操

1 リウマチ体操の目的と注意点

　リウマチ体操は、自分自身で肩や手指、膝、足など全身の関節を各方向にくまなく動かし、関節の動く範囲（可動域）を維持、拡大し、筋力を維持することで障害を予防することを目的としています。日常生活の合間に、毎日行うことを習慣にして、関節リウマチ治療の一助としていきましょう。

1 リウマチ体操の効果

　リウマチ体操には主に3つの効果があります。
① 関節可動域・筋力の維持・改善
② 日常生活動作能力の維持・改善
③ 準備体操として行うことで、痛みを予防し、動作がスムーズになる

2 リウマチ体操のポイント

① 正しい姿勢で行う
② 関節に痛みのない範囲で行う。特に変形している関節はやさしく動かす
③ なめらかに力まず、リラックスして行う
④ 体操は1日1～2セット、1方向5～10回ずつ行う
⑤ 運動はゆっくりと、休息を入れながら行う
⑥ 運動の前に関節を温めるとより効果が高い
⑦ 運動は無理なく、継続して行う

3 リウマチ体操の注意点

　リウマチ体操を行う際に次の点に注意して、運動の回数や頻度を調整しましょう。
・関節に痛みや腫れ、熱感がある場合は運動を控える
・運動終了後、1時間くらい痛みが持続し、その後徐々に痛みがなくなる場合は、翌日の運動を減らす
・運動終了後、2～3時間以上痛みが持続する場合は、翌日の運動を休む

> **Point**
> ・リウマチ体操はゆっくりと無理のない範囲、速度で行いましょう。
> ・運動の回数は自分にあった量で行いましょう。
> ・体操中は息を止めずに行いましょう。
> ・痛みがなければ、できるだけ毎日、少しずつでも行い習慣づけましょう。

2 上半身のリウマチ体操

リウマチ体操（肩）

❶肩の上げ下げ（肩甲骨挙上）。

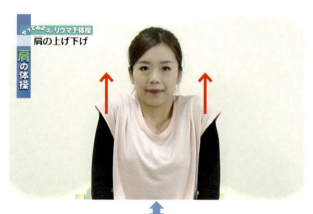

肩をできるだけ耳に近づけるように上げます。

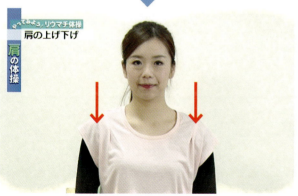

ゆっくり肩を下ろします。

❷肩回し（肩甲骨回旋）。

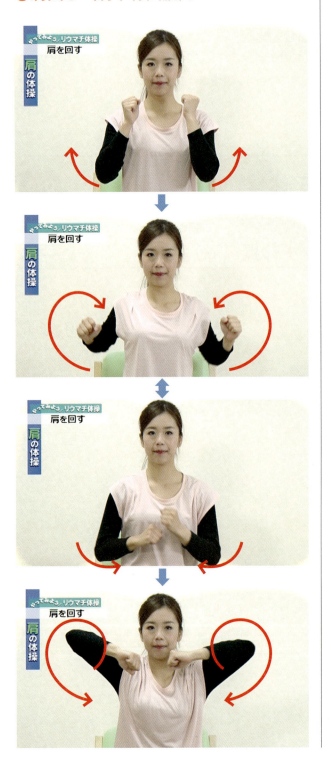

肘を軽く曲げて、肘で大きく円を描くように後ろから前に回します。

前から後ろに回します。

❸肩の縦方向の運動（肩関節屈曲・伸展）

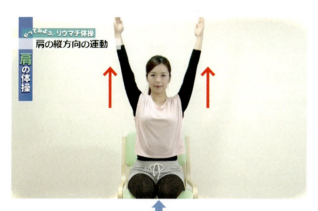

バンザイをするように両腕を上へ上げましょう。

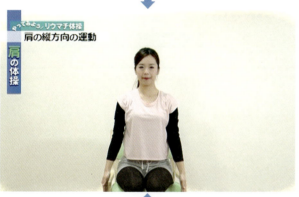

基本姿勢（スタート姿勢）
椅子に浅めに腰かけます。無理のない範囲でできるだけ肘を伸ばして行いましょう。

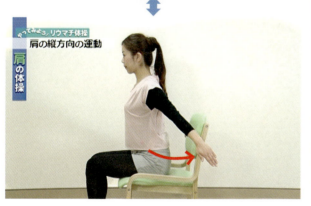

腕を下ろしてそのまま後ろまで腕をのばします。少し胸を張るように意識して、前かがみにならないように注意してください。

❹肩の横方向の運動（肩関節外転）。

胸を張ってできるだけ真横から手を上に上げます。

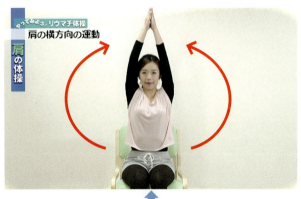

手のひらを上向きにして手を上げていきます。

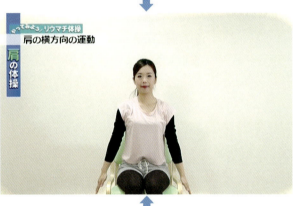

基本姿勢（スタート姿勢）

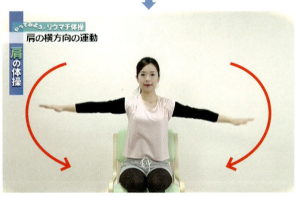

手のひらを下向きにして手を下げていきます。

❺肩の応用運動（肩の複合運動）。

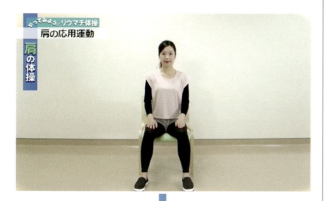

椅子に浅く腰掛け、膝を肩幅に広げます。

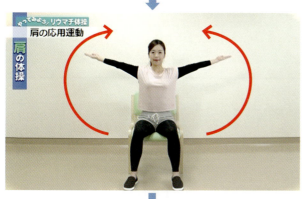

手を真横から上へ大きく広げて上げます。

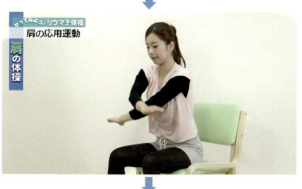

体の前で腕を交差させます。

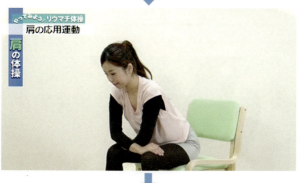

前かがみになり、手が膝についたところで2〜3秒程度休みます。

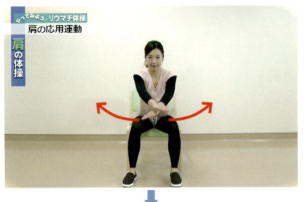

体を起こしながら交差した手を広げていきます。

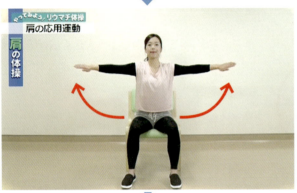

肩の高さまで大きく真横に広げます。

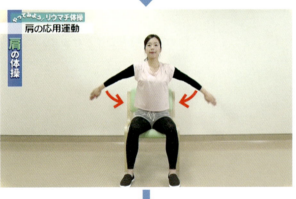

手を下ろしていきます。

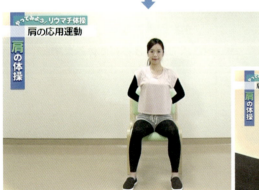

腰の後ろで手を組み軽く胸を張ります。

❻肩のひねり運動（肩関節内旋・外旋）。

脇をしめたまま両腕を開閉します。

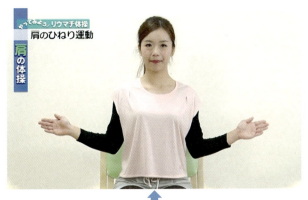

脇から離さずに両手を外側に開きます。

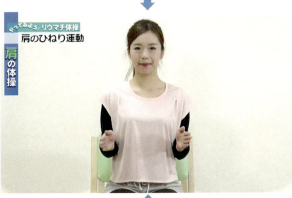

基本姿勢（スタート姿勢）
小さく前にならえの構え。

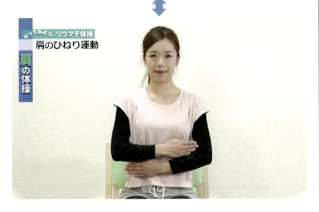

脇から離さず、両手を内側に閉じます。

リウマチ体操（腕）

❶肘の曲げ伸ばし（肘関節屈曲・伸展）。

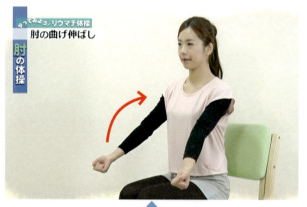

肘を前に向かって伸ばした状態から、肘の位置を変えずにゆっくり曲げていきます。

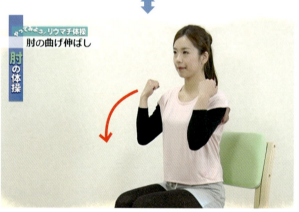

曲げ終えたら、肘の位置を変えずにゆっくり伸ばしていきます。

❷腕のひねり運動（前腕回内・回外）

小さく前にならえの構えから、軽くこぶしをつくって、親指を立てます。

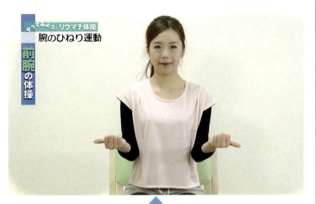

手のひらが上を向くように外側に回します。

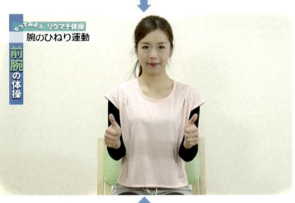

外側と内側へ交互に回しましょう。立てた親指が動きの目安になります。

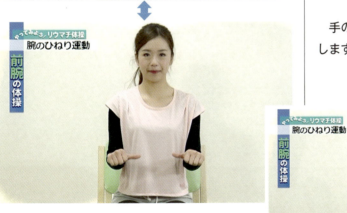

手のひらが下を向くように内側に回します。

指を立てることが難しい場合は、手のひらを裏表にかえすように行っても構いません。

リウマチ体操（手）

❶手首の上げ下げ運動
（手関節掌屈・背屈）。

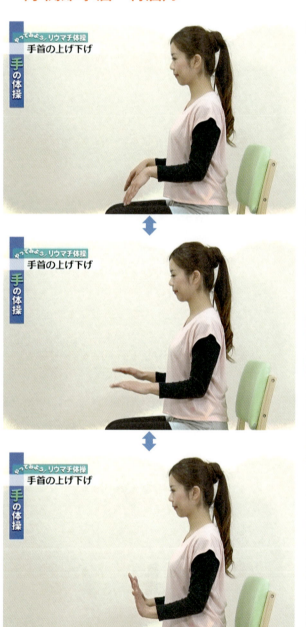

手をたらします。

手首を軸に動かします。

手をそらします。

リウマチ体操（手指）

❶指の曲げ伸ばし（手指屈伸）。
しゅし くっしん

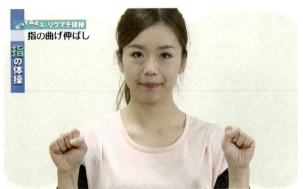

グーとパーを繰り返すように指を曲げ伸ばしします。

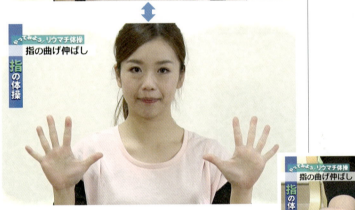

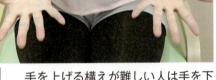

手を上げる構えが難しい人は手を下ろした状態でも構いません。

❷**指折り。**

　数を数えながら親指から順に指を折っていきます。すべて閉じたら小指から順に開いていきます。

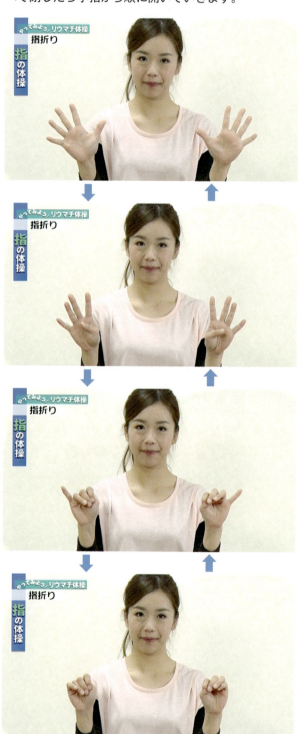

親指から閉じていきます。

開いていくときは小指から。

❸指の間の開閉（手指内転・外転）。

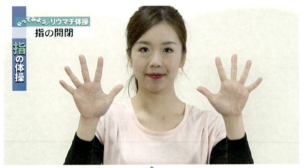

指の間を閉じたり開いたりします。

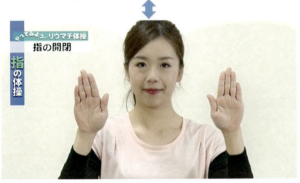

❹指のつまみ運動（手指対立）。

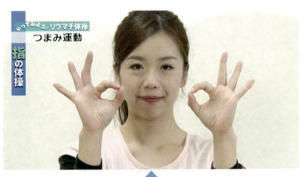

2本の指（人差し指と親指）で丸を作ります。この丸を軽くつぶすように指を伸ばして元に戻します。

続いて中指と親指、薬指と親指、小指と親指で行います。

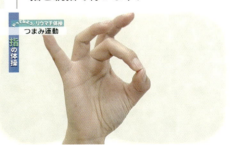

3 下半身のリウマチ体操

リウマチ体操（股）

❶足の上げ下げ（股関節屈曲）。

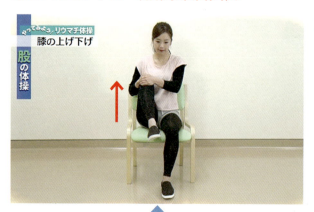

椅子にしっかりと腰をかけます。両手を膝に添えます。足を引き上げてできるだけ体に近づけて下ろします。

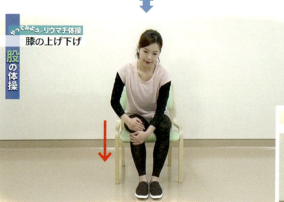

ゆっくり下ろします。
左右交互に行いましょう。

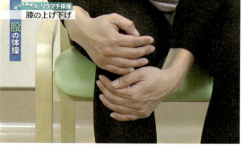

添える手は関節への負担をかけないように、指を組まずに行いましょう。

❷足の開閉（股関節内転・外転）。

　椅子に浅く腰かけて足を軽く開きます。足の位置を変えずに膝を開いたり、閉じたりします。

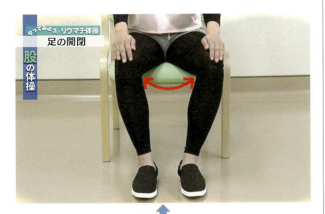

膝を開きます。

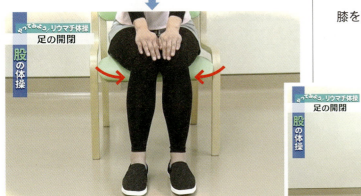

膝を閉じます。

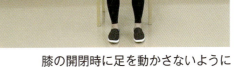

膝の開閉時に足を動かさないようにします。

リウマチ体操（膝）

❶膝の曲げ伸ばし
　（膝関節屈曲・伸展）。
　　ひざかんせつ

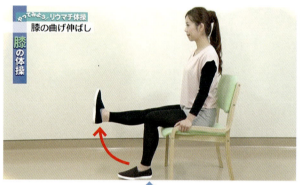

椅子にしっかりと腰かけ、片足ずつ膝の曲げ伸ばしをします。

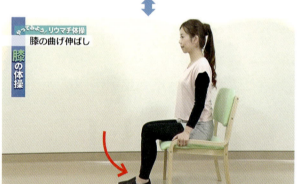

ゆっくり下ろします。

リウマチ体操（足）

❶つま先の上げ下げ（足関節背屈）。

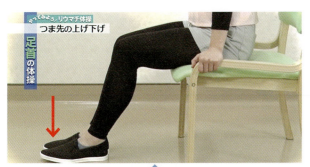

椅子に浅く腰かけ、膝を曲げ過ぎず、足を少し前の位置におきます。

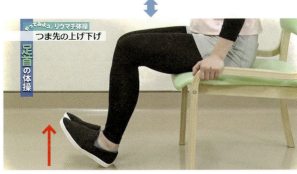

つま先を上げ下ろしします。

❷かかとの上げ下げ（足関節底屈）。

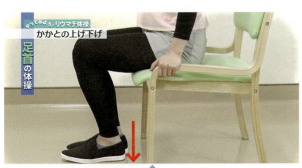

椅子に浅く腰かけ、膝より少し後ろの位置に足をおきます。

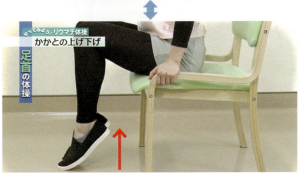

かかとを上げ下ろしします。

4 体幹のリウマチ体操

リウマチ体操（体幹）

❶体のひねり運動（体幹回旋）。

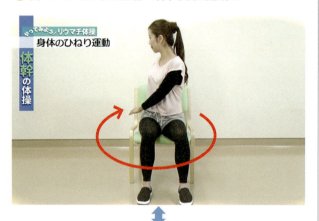

椅子に浅めに腰かけ、体を左右にひねります。このときに顔も同じ方向に向けましょう。

棒やタオルを使う。

両手で棒やタオルを（肩幅程度に）持って行うと、大きな動きが出しやすくなります。

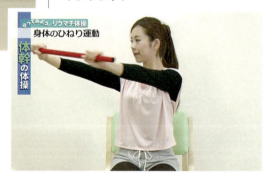

❷体の横方向の運動（体幹側屈）。

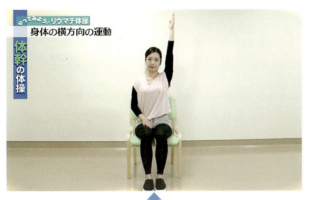

片手を真っ直ぐに上げて、上げた手の反対方向に向かって体を少し傾けます。左右交互に行います。

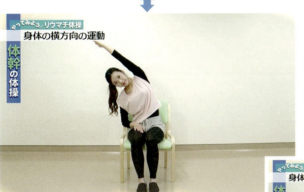

棒やタオルを使う。

両手で棒やタオルを（肩幅程度に）持って行うと、大きな動きが出しやすくなります。

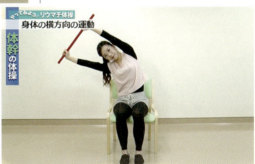

深呼吸

体操の後は深呼吸をして呼吸を整えましょう。

第 **5** 章

在宅生活における
日常生活の工夫点

日常生活を快適に楽しく過ごすために
は、動きに気をつけるだけでなく、前向
きに病気と向き合っていこうとする心の
もちかたも大切です。本章の多くは、20
年以上関節リウマチとともに暮らしてき
たある夫婦の経験を参考にしています。
みなさんもそこから安心・安全に暮らし
ていくためのヒントを何か感じ取ってい
ただけましたら幸いです。

第 5 章
在宅生活における日常生活の工夫点

1 生活のなかでの心がけ

　日常生活のなかで関節に負担のかからない動作を心がけることが大切です。また、身の回りの自分でできることは自分でやるように心がけることも日常生活の維持に重要です。そういった動作や作業もちょっとした工夫で行いやすくなります。

1 自分でできる動作を自分で行うための工夫

●**必要なものを身の回りに置く**
　生活するスペースを決めて、日常よく使う物を手の届きやすい位置や高さに配置しましょう。そうすることで、移動の負担が軽減し、食事や整容、服薬などの際にあまり動きまわらなくてもよくなります。

●**福祉用具を活用する**
　動作が行いにくくなったときに自助具を活用することで、動作がしやすくなったり、介助する人の負担を軽減できます。入浴の際にシャワーチェアーを使用して、またぎ動作を安全に行えるようにしたり、玄関に踏台を設置することで昇降を行いやすくするなど、さまざまな自助具や福祉用具を活用して動作を行いやすくしましょう。

●**難しい部分のみを介助してもらう**
　できる動作は自分で行うようにしましょう。しかし、時間がかかりすぎたり、動作に無理がある場合は少し手伝ってもらうことも必要となります。
　例えば、上衣の更衣動作で、上衣に腕を通すことが難しい場合は袖を通す際

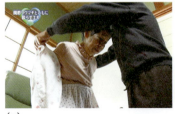
(a)

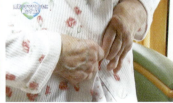
(b)

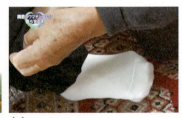
(c)

には介助をしてもらい（a）、自分で行える服のボタンの留め外しは自分で行うようにしましょう（b）。また、下衣に足を通す場合は、下衣の裾をまくってもらうと、足を通しやすくなり、動作が自分で行いやすくなります（c）。

2 身の回りの生活環境を整える

　関節の痛みや動きの制限、筋力が低下することで、いままで行っていた動作が部分的に難しくなる場合もあります。"洗面所で顔を洗う"ということを例にあげると、目的とする顔を洗う動作自体は自分で行えても、歩行が不安定で洗面所まで一人で移動できない場合や蛇口や電気の操作が行えない場合は介助が必要となってしまいます。このような場合、できない動作を補うように環境を工夫することで、自分でできることを増やすことができます。

● **手すり**

　生活に必要な場所に手すりを設置することで、起き上がりや立ち上がり、歩行などの動作の補助となります。

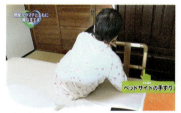
ベッドサイド

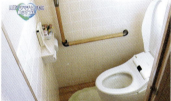
トイレ

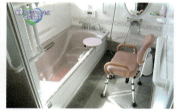
浴室

● **水道栓**

　水道の蛇口をひねる動作は関節への負担が大きい動作です。次のような工夫をすることで、水道栓の操作が行いやすくなることもあるので、参考にしてみてください。
（a）水道栓をレバー式に変更する。
（b）レバーに手が届きにくい場合は、レバーの柄を長くするなどの工夫をする。
（c）腕を高く上げにくい場合は、手をかざすと水が出る人感センサー式にする。

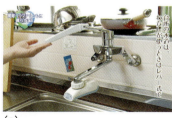
(a)

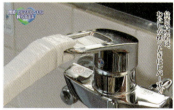
(b)

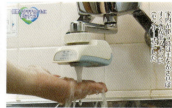
(c)

● **トイレ**

トイレでは照明スイッチの操作や便座の蓋の開閉、排泄の処理など、多くの動きを必要とします。次のような工夫をすることで、動作を簡素化することができます。参考にしてみてください。

(a) 照明のスイッチを人感センサー式に変更する。
(b) 便座の蓋を人感センサー式やボタン式で開閉するものに変更する。
(c) 排泄後の拭く動作が難しい場合は、乾燥機能付き温水洗浄便座を活用する。また、温水洗浄便座や便器洗浄のボタンに手が届かない場合は押し棒を使用する。

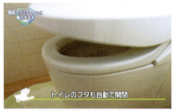
(b)

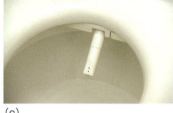
(c)

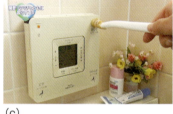
(c)

3 生活のなかで心がけること

● **安全に生活する**

体が動きにくくなることで、転倒しやすくなり、骨折に繋がることがあります。室内を移動する際にスリッパを使用すると、引っかかりやすく危険です。転倒防止のために室内用のシューズを使用するとよいでしょう。

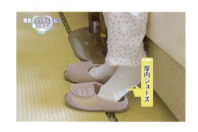

● **規則正しい生活をする**

毎日決まった時間に起床、就寝し、規則正しい生活を送りましょう。朝にしっかりと起きる習慣をつけることで生活リズムが整います。夜は早めの就寝を心がけ十分な睡眠がとれるようにすると、よい体調を維持することにも繋がります。また、30分程度の昼寝は体力を回復するだけではなく充足感も得られるので、生活の活力にも繋がります。

● **栄養バランスの良い食事をとる**

1日3食、主食・主菜・副菜とバランスのよい食事をとるようにしましょう。ただし、体重の増加は関節に負担をかけるので注意が必要です。

● **日課をもつ**

趣味など何か打ち込めることや、楽しめることを見つけて、できるだけ毎日続けるようにしましょう。楽しいことをしていると痛みが気にならない場合も

あります。

　例えば、家族や親しい友人とのおしゃべりを日課とするだけでも、ストレスの発散に大いに役立ちますし、毎日化粧を行うことを日課とするだけで表情がイキイキとし生活に張りをもたせることにもなります。

4 適切な運動を行う

　痛みがあるために体を動かさずに安静にしておくと、関節が動かしにくくなったり、筋力が低下してさらに動作が行いにくくなってしまいます。適度な運動や体操を行うことで身体機能の維持や回復をはかりましょう。

　運動は関節に負担をかけすぎず、痛みや腫れに注意しながら継続することが大切です。個人の症状によって適切な運動が異なるため、専門のスタッフに相談しましょう。

● 関節リウマチにおける運動の例 ①

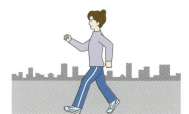
ウォーキング

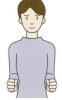 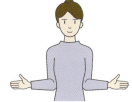
リウマチ体操

● 関節リウマチにおける運動の例 ②（筋力訓練）

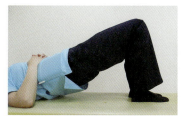
お尻上げ

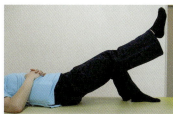
足上げ

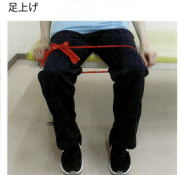
ボールを挟むように足を閉じる　　ゴムを伸ばすように足を開く

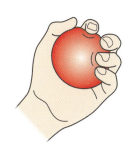
握力強化

Point

■ 運動を行う際の注意点

・関節の痛みや腫れが強い場合は、無理をせず運動を控える

・勢いや反動をつけずに、ゆっくりと動作を行う

・運動を行った後に疲れや痛みが強くなる場合は、運動の量を減らす

2 関節リウマチと共に安心して在宅生活を送る秘訣
－患者として、家族として、医療者としての心構え－

　関節リウマチは、さまざまな薬剤治療の進歩により寛解（p.10 第1章-1 参照）を迎えられる時代となりました。ときどき、関節リウマチと診断された患者さんとその家族がこれから先の不安に思い悩む場面に出会うことがあります。ここでは、関節リウマチの患者として、その家族として、そして医療者として、それぞれの立場で、関節リウマチと向き合うための"心構え"について解説します。

1 患者としての心構え

●病気を理解して治療を継続すること

・関節リウマチは長期にわたり治療が必要な疾患です。病気についての理解を深めましょう。

・疑問に感じたことなどは普段からメモしておき、診察の際に担当医へ確認しましょう。

・お薬手帳をつねに携帯しましょう。

●適度な休息が重要

・関節の痛みや腫れが強いときには、休憩をとりながら過ごしましょう。

・庭の手入れは短時間にする、重たいものを運ばないなど、無理をせず周囲の協力を得ましょう。

●精神的ストレスを抱え込まないようにする

・患者会など交流の場をもち、積極的に情報交換をしましょう。

・趣味を見つけたり、気の合う仲間と話をしたり、食事をしたりすることでストレスを解消しましょう。

116　関節リウマチ患者と家族のための 生活を楽しむ知恵と技

2 家族としての心構え

● 病気を理解し共に支える

- 病気について、患者さんと一緒に理解しましょう。
- 定期的な診察に付き添い、患者さんの状況を把握し、共有しましょう。

● 痛みのサインを見逃さないように、さりげなくサポートする

- 痛みで立ち上がりなどができなくなることもあります。さりげなく手を差し伸べるなどサポートするように心がけましょう。

● やさしく声をかける

- 患者さんには周囲にわからない（目に見えない）痛みがあります。本人の痛みをできるだけ理解し、困っているときはやさしく声をかけましょう。

3 医療者としての心構え

● 患者さんとその家族について知る

- 提案した治療に理解が得られているか、納得して治療を受けているかなどをしっかりと把握しましょう。
- 診察などで得た情報を現場のスタッフ間で共有できる体制を整えましょう。
- 指示した処方内容を理解し、薬を確実に服用できているか確認しましょう。

● 患者さんとその家族の精神的なサポートが重要

- 本人、家族と対話し、さまざまな情報を収集しましょう。

● チーム医療で患者さんとその家族をサポートする

- 患者さんの情報は治療に関わるすべての職種で共有しましょう。
- チーム医療で治療に向き合い、専門的なサポートを心がけましょう。

3 関節リウマチと共に生きる 夫婦、二人三脚での歩み（実際の声）

　本書の執筆にあたり、患者さんの自宅を訪問する機会を得ました。取材を通じて、自宅での生活の状況や、診断から現在までの思いを聴くことができました。ここでは、その患者さんと家族（夫）の状況や気持ちを時系列にわけ、関節リウマチと共に生きるためのヒントになる「Key Word」と共に紹介します。

> **症例**　［氏名］トモさん（仮名）　　［年齢］73歳　　［性別］女性
> 　　　　［診断名］関節リウマチ（50代で関節リウマチと診断）
> 　　　　［職業］元教員。56歳で早期退職
> 　　　　［家族構成］夫と二人暮らし
> 　　　　［通院時間］片道1時間30分（夫の送迎で受診）
> 　　　　［治療経過］50代で関節リウマチと診断、抗リウマチ薬の服用を
> 　　　　　　　　　経て、現在、生物学的製剤で治療中
> 　　　　［既往歴および手術歴］両膝人工関節置換術、頸椎環軸関節脱臼

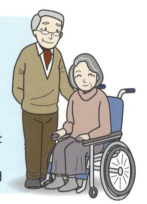

1 トモさんの視点で受診から現在までを振り返る

診断〜病気を打ち明けるまで

Key Word ▶ 早期受診・自分の思いを周囲に伝える・病気を理解する

　49歳のときに、肩痛と手指関節痛のため、近くの病院を受診しました。その後も痛みが続き原因もわからなかったため、リウマチ専門医のいる病院の受診を勧められ、関節リウマチと診断されました。

　お医者さんに関節リウマチと言われたときは、頭をがーんと殴られたような気がしました。「関節リウマチは不治の病だ。これからの人生はどうなってしまうのだろう。夫や子どもたちに申し訳ない」という気持ちが大きく、職場（学校）の上司や同僚はもちろん、家族にも言いたくないと思って、病気であることを隠し通したいと思いました。この先の人生を思うと気持ちが沈むことが多くありました。

　やがて、元気がない様子を家族や周囲に心配されるようになり、病気について打ち明けることを決心しました。職場で病気のことを伝えると「病気を抱えていても一緒に支えていくから大丈夫だよ」と言ってくれて、大きな励みになりました。

そのとき「病気のことを考えていると精神的にも落ちこんでしまうから深く考えないようにしよう」「リウマチという病気と一緒に歩んでいこう」と決心しました。病気のことで苛立ち、ストレスを抱えることもありましたが、無理をしないことを心がけました。

診断後の生活～退職

Key Word ▶ 家族の協力・夫の理解・ライフスタイルの変化

診断後、仕事と家事育児を両立しながら、病気と向き合ってきました。自由の利かない自分の体に苛立ちを感じることもありました。しかし、子どもたちが食器を洗ってくれたり、夫が率先して家事を手伝ってくれたりと、家族が協力してくれることがとてもうれしかったです。

病状が進むにつれて体が思うように動かないことが多くなり、関節痛が出てつらい日々が続きました。そこで家族や周囲に相談し、夫と共に早期退職を決意しました。

退職～現在

Key Word ▶ 感謝の言葉「ありがとう」・お化粧・身だしなみ

退職後自宅では規則正しい生活を心がけ6時30分に起床し、22時ごろに就寝します。動作が困難な部分は夫が介助してくれます。無理をしないことを心がけていますが、家族も忙しいこともあるので、自分でできることは自分でするようにしています。例えば、洗顔は自分で行い、衣服の着脱は介助を受けながらできる範囲で行います。

つねに意識していることは、夫や周囲の人に手伝ってもらったときには、必ず「ありがとう」と感謝の気持ちを伝えることです。「ありがとう」と一言添えることで自分の気も和らぎます。関節リウマチになる前は、疲れていると言葉がとげとげしくなってしまうこともありましたが、いまはそれではいけないと思うようになりました。相手を思いやり、言葉づかいや伝えかたにも気を配り、周囲への感謝の気持ちを常にもつことが大切だと思います。

また、自分の気持ちを穏やかにする工夫もしています。誰とも会う予定がない日でもお化粧を毎日欠かさず、身だしなみを整えています。洗面台の鏡で、お化粧をしてきれいになった自分の顔を見ることが元気の秘訣です。

❷ 家族（夫）の視点でトモさんの病気を知ってから現在までを振り返る

妻の病気を知る

Key Word ▶ 早期受診・家族も一緒に病気を理解する

　妻は仕事が多忙で帰宅時間はいつも遅く、週末も仕事優先で十分な休みをとることができていませんでした。そんな妻から関節リウマチであることを告白されたときは、ただ驚きしかありませんでした。どんな病気なのかよく知らなかったからです。そのときの妻は前向きに生きることを決心した様子で、落ち込んでいるようには見えなかったのでとても感心したことを覚えています。

　今回の取材で、その当時、気丈に振る舞っていた妻が、実は大きな不安を抱えて、とても辛い思いをしていたことや、家族のことを心配して悩んでいたことをはじめて知り涙が出ました。

　家族として、また介護者として関節リウマチと向き合うには、妻の気持ちや病気について、よく知っておくことが大切だと思います。病気を十分に理解していなければ「それぐらい、なぜできないのだろう」とつい思ってしまいますから。相手を思いやる気持ちが大切だと思います。

診断後の生活〜退職

Key Word ▶ 家族の協力と理解・ライフスタイルの変化

　その後は、仕事を離れて家族で一緒にいる時間を確保したいと考え、妻と共に早期退職を決意しました。一緒にいることでお互いを理解できる時間が増えました。妻の様子をよく観察し、また、お互いを理解し合い、信じ合うことが介護を続けるポイントだと思います。

退職〜現在

Key Word ▶ 病気を理解する・病気の時期に応じ対応する・相手を理解する

　どんなに動作に時間がかかっても本人に付き合うこと、お願いされたときは嫌な顔をせず手伝うことを心がけながら、病状が進行するたびに妻が生活しやすいように、何か工夫ができないか一緒に考えてきました。水道の蛇口の開閉が難しくなれば、レバー式の蛇口に変え、手が上がらなくなってくれば人感センサー付きの蛇口に変更しました。廊下のスイッチが押しづらい状況になれば、スイッチの位置を調整したり、それも間に合わなくなれば人感センサーに変更しました。

つねに妻の状況を観察し、いつ介助が必要か、どんな介助をしてほしいのかを考えています。関節リウマチと共に生きるためには、私は妻の病気を理解する、妻には私の仕事を理解してもらうというように、介助する側、される側のお互いが理解し合い一緒に病気に向き合っていく姿勢が大切だと思います。

❸ 看護師としてトモさん夫婦から感じたこと

● 外来受診はあくまで生活の一場面。自宅の生活を知ることで多くの情報を得ることができる

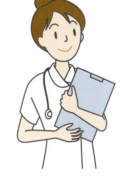

トモさんは、夫の介助を受けながら車椅子で来院します。罹病期間が長く、関節に変形もあり、日常生活では何ごとにおいても周囲の協力が必要であろうと考えていました。

トモさんから話を聴いても「夫が何でもしてくれるから頼りきりです。夫の負担になるので外出や外泊は難しいです。夫には負担をかけたくないです」と答えます。ですから日常生活は夫のサポートが必要で、多くの介助を受けて生活しているのだろうと思っていました。

しかし今回、トモさん宅を訪問して日常生活の様子を見てみると、想像とはかけ離れたものでした。トモさん夫婦は長く関節リウマチと向き合うなかで、症状の進行に応じてできなくなった動作を見きわめ、互いに理解し合い、できない部分だけをサポートしていました。夫は「妻は遠慮しているが、いつか一緒に外出したいと思っています」と話していました。お互いを尊重しながら日常生活を送っていることがとても印象的でした。

尾岸らは『看護師は多くの患者に接してはいるが、実際にその病気の痛みを体験しているわけではない、したがって、こういった患者の生の言葉にこそ学ぶべきことは多く、より積極的に患者にかかわることによって看護師としての役割を再認識し、よりよい援助につなげていくことが大切であると実感した』[1]と述べています。今回、病院を離れた場所で、トモさん夫婦の生活を通し、慢性疾患を患いながらもお互いに病気を理解し、つねに寄り添う家族の姿を見ることができました。関節リウマチなどの慢性疾患と長期間向き合い、よりよい生活を送るためには、家族が病気を理解することが重要であることを改めて学ぶ機会になりました。

後日、トモさんからうれしい報告がありました。「夫と一緒に数年ぶりに外出したよ」と。今回の取材を通じて、お互いの思いをより深く知ったことで、トモさん夫婦が新たな一歩を踏み出した感動の瞬間に思えました。

■ 文献
1)「関節リウマチのある患者の看護相談室」(尾岸恵三子，足立悦子/編著)，医歯薬出版，p87，2003

第 **6** 章

関節リウマチ診療に携わる
医療者の方へ

本章では、私たち看護師たちが所属する佐世保中央病院リウマチ・膠原病センターが取り組んでいるリウマチ療養支援外来について紹介します。主に医療者に向けて書いていますが、私たち医療者が普段何を感じ、どのような取り組みを行っているのか理解してもうらために、患者さんやその家族の方にもぜひ読んでいただけると幸いです。

第 6 章

関節リウマチ診療に携わる
医療者の方へ

関節リウマチ診療における看護師の役割と思い
～療養支援外来への取り組みを通じて

1 はじめに～患者さんとその家族の方へ

　近年 、社会生活の複雑化に伴って疾患の種類が多様化してきたこと、また、核家族化や仕事、経済面の理由から入院を希望されない方が増えてきたことで、外来患者は年々増加傾向にあり、これに対応するために、外来診療部を新設する病院が増えています。本書の筆者たちが勤務する佐世保中央病院（以下、当院）も、2002年に「慢性疾患患者をしっかり診ていくセンター」として、糖尿病リウマチ膠原病センターを開設しています。

　一方で、病院で1日に診ることができる患者数は限られているため、患者数が増えるということはひとりひとりの診察時間が短くなることを意味します。そのため、病気やご家族、仕事のことなど、慢性疾患の患者さんが抱えているさまざまな悩みに対して、十分に相談に乗れないという問題が出てきました。さらに、入院治療では必要な医療を必要なときに直接提供することができますが、外来治療ではそれはできません。したがって、外来治療される患者さんが、医師・看護師の目が届かない家庭においても、自分自身できちんと服薬や生活を管理していけるようにサポートしていく必要があります。

　そこで、最近ではこれらの問題に対処するために、医師の代わりに看護師が患者さんの悩みを聞き、生活指導を行う仕組みを整備する病院が徐々に増えつつあります。病院によって内容に違いはありますが、当院では療養支援外来として取り組んでいます。ここでは一例として当院の関節リウマチ療養支援外来（以下、療養支援外来）の取り組みについて紹介していきたいと思います。私たち看護師が普段患者さんに対してどのような思いをもって仕事に取り組んでいるかを少しでも理解していただければ幸いです。

| 看護師の思い ① | 患者さんとの会話のなかから |

　近年の核家族化が影響してか、療養支援外来を訪れた際に「話を聴いてほしい」「相談できてよかった」とおっしゃる方が増えてきたように思います。療養支援外来で知り合ったAさんもその1人です。
　Aさんは、夫の妻として、子どもの親として、また同居するご両親の

124　関節リウマチ患者と家族のための 生活を楽しむ知恵と技

子として、十分な役割を果たせないことに多くの悩みを抱えていました。しかし、私たちと何度も話しをするうちに、だんだんと病気と向き合えるようになっていきました。そのとき「こんなふうに聴いてもらって気持ちが楽になりました」と言ってくださったのです。その言葉をいただいた当時、涙が出そうになったことを覚えています。

療養支援外来の設置には、このようにご家庭のことや治療に対する考え（価値観）などについて、一歩踏み込んで話しができるというメリットがあると感じます。

2 リウマチ療養支援外来の取り組み

●開設の経緯

看護師が行える（行うべき）業務は、保健師助産師看護師法において「療養上の世話又は診療の補助」と定められていますが、当院糖尿病リウマチ膠原病センター開設当初の外来看護師の業務は、診療介助に加えて、後者にあたる診療の補助業務が中心でした。

しかし、糖尿病リウマチ膠原病センターの業務を続けていくなかで、看護スタッフの間で「患者さんと向き合う時間がほしい」「意思決定の場面でサポートできる体制を構築したい」といった思いが強まり、療養サポート業務にも徐々に取り組むようになりました。そして、よりしっかりと患者さんのケアや指導・教育ができる環境を整えるためにスタッフ間で何度も話し合いをもった結果、これまで看護師が担ってきた診療介助を診療アシスタント[1]に、事務的な作業はドクター秘書[2]に、それぞれ移譲できることになり、看護師は看護師にしかできない仕事に専念できる体制が整いました。そして、2007年に以下の2点を目的として療養支援外来を開設することになりました。

■ 療養支援外来の目的
・診察に対する不明点、主治医への質問、不安や悩みに対する療養相談
・関節リウマチのこと、薬のこと、日常生活における注意点などの情報提供

※1 診療アシスタント：患者さんの介助や、診療に必要な物品の準備、環境の整備などの医療行為にあたらない業務を行って、医師、看護師業務をサポートします。
※2 ドクター秘書：正式名称を医師事務作業補助者といい、医師に代わって診断書作成や電子カルテへの入力、データ整理などの医療事務作業を行います。

看護師の思い ②	私たちにできることを考える

　私たち看護師は「通院する慢性疾患患者さんが、いつまでも地域で安心して暮らせることを支援し続ける」を外来看護の理念として掲げています。外来患者さんは、「今日はどんな診断を受けるのだろうか、うまく先生に今の状態を話せるだろうか、病気は治るだろうか、薬の副作用がやっぱり怖い…」など、多少にかかわらず、何らかの心配や苦悩を秘めながら来院します。私たちは常にそのことを忘れてはならない、そして、ひとりひとりの患者さんに必要な援助を見極め、適切に提供できるように心がけていきたい、と考えています。

●療養支援外来の概要

　療養支援外来は平日の午前中に開設し、1日5名前後と決めて、1人の患者さんあたり約15〜20分かけて相談を実施しています。また、以下のような患者さんを対象としています。

①生物学的製剤使用中の患者さん
②治療変更があり悩まれている患者さん
③医師からの支援依頼があった患者さん
④高齢者及び独居患者さん（療養支援）
⑤疾患活動性が高い患者さん
⑥病状や治療上の不安や悩みをもっている患者さん
⑦足のケアが必要な患者さん
⑧リウマチ地域連携パス[3、4]で診ている患者さんへの対応

　その他、退院後の初回外来受診時などにも実施しています。また2008年11月からはリウマチ患者さんのみならず膠原病の患者さんへも療養支援を行うようになりました。

[3]　リウマチ地域連携パス：昨今、リウマチ医療の高度化が急速に進んだことにより、専門的な治療を実施できる大きな病院に患者さんが集まるようになりました。その結果、予約が数カ月待ちになるなど受け入れ可能数が限界に近づきつつある病院が増えています。それと同時に、大きな病院が近所にないために通院に何時間もかけなければならない患者さんも増えています。このような問題を解決するために、大きな病院の専門医と、患者さんの近所のかかりつけ医が連携しながら患者さんを診ていこうという考え方が広がっています。そのための仕組みをリウマチ地域連携パスといいます。

[4]　ララサークル：当院が2014年より取り組んでいるリウマチ地域連携パスの名称です。病状が安定している患者さんを対象としており、普段はかかりつけ医が患者さんを診ていますが、半年に1回は必ず当院を受診していただきます。これにより患者さんの利便性と、治療の安全性のどちらも保つことができます。現在200名を超える患者さんが参加していますが、かかりつけ医との連携を密に保つことで大きなトラブルなく進められています。

● 開設当初の様子

療養支援外来開設が決まった後、まずは患者さんが何を知りたがっているかを把握するためにアンケートを行いました。結果は図1の通りです。関節リウマチについて知りたいという声が最も多く集まりました。

次に、療養指導外来に期待すること（相談したいこと）についてアンケートを行った結果を図2に示します。「病状の進行について」という声が46％と最も多く、次いで「治療薬での副作用について」が33％、「経済的な相談」が18％でした。

このようなアンケート結果は得られていたものの、実は療養支援外来の開始当初は、個々の患者さんが必要としている支援について、何から相談にのってよいのか自信がもてず悩みました。場所についても決まった部屋がなく空いている診察室を間借りしている状態で、1つの部屋のなかで2人の患者さんに対

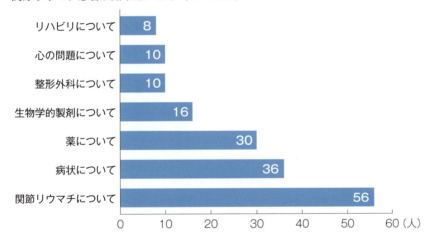

図1　関節リウマチ患者が知りたいこと（n＝121）

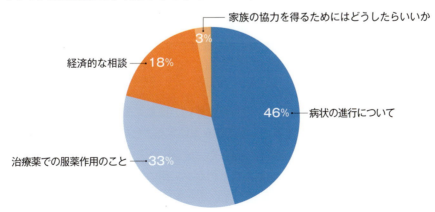

図2　リウマチ療養支援外来に期待すること（n＝121）

応せざるを得ないこともよくありました。このような手探りの状態からのスタートでしたが、だんだんと軌道に乗せることができ、患者さんとのかかわりを徐々に深めていくことができました。

看護師の思い③　傾聴

「傾聴」を辞書で引くと「耳を傾けて熱心に聴くこと」とあります。私たち看護師は普段から「患者さんの話を傾聴する」ことを非常に大切に考えています。リウマチ療養支援外来で患者さんに心を開いてもらううえでも、「傾聴」が相談技術[5]の中核となりました。

※5 『患者さんの目線に立つという姿勢は提供するという体制であり、指導ではなく「相談技術」と呼ぶのが適切であろう』と数間らも述べています[1]。

●療養支援外来に取り組んでいくうえで大切なこと

療養支援外来に取り組んでいくうえで、医師との連携がとても重要です。もし看護師が治療方針に関することについて、中途半端な説明やわかったつもりの説明を行ったとしたら、誤解をまねいたり、そのことで治療に対する迷いを感じさせることにもつながります。特に、関節リウマチとの診断が確定し、継続的な通院治療を要することになった場合や、新たな治療薬を開始する場合には、適切な説明と指導が大切です。そのため、療養支援外来で得た患者情報はリアルタイムに電子カルテを用いて主治医とタイムリーに共有するように努めています。

看護師の思い④　看護師は患者さんと医師の関係の調整役

以前、療養支援外来に来られた患者さんから「主治医との関係がうまくいかないから、主治医を変更したい」との相談をされたことがありました。しかし、このとき対応した看護師が上手に調整役を果たすことができたため、結局主治医を変更することなくすみました。また同じように、医師と患者さんとの関係が保持できるように互いをサポートし、患者満足度の向上につながった症例もありました。このような外来における調整役は看護師が最も得意とすることだと思います。

●フットケア

2015年の糖尿病リウマチ膠原病センターの新築に伴い、療養支援外来専用の個室が設置されました。これにより患者さんが周囲を気にすることなく、ゆっくりした気持ちでお話しいただけるようになりました（図3）。

同時にフットケア（足の爪切りやタコを削るなどのケア）用の部屋も設置しました（図4）。その部屋でフットケアを実施しているときに、患者さんから

図3 登録リウマチケア看護師によるリウマチ療養支援の様子

リウマチ療養支援外来の様子

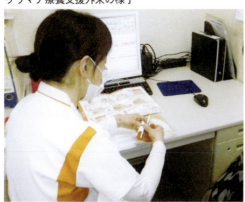

患者さんへの説明用資料の一例

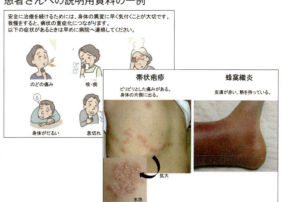

図4 フットケアの実践の場面

フットケア用品

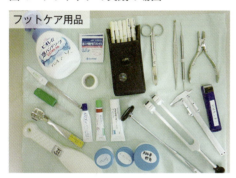

①フットチェック（中足骨に胼胝）

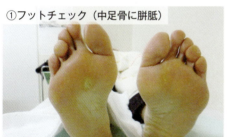

②足浴

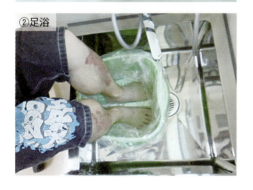

③フットケア（爪切り）

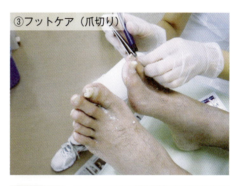

④フットケア（胼胝処理）

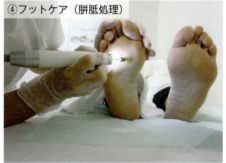

⑤胼胝ケア後

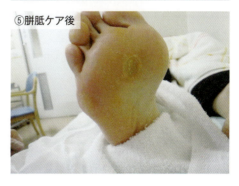

「なぜ私だけがこんな病気になってしまったのかしら」「朝から身体がこわばって動けない、だんだん関節が曲がってきて病気が進んでいるんじゃないか」「誰もわかってくれない」「何もかもが嫌になってきた」といった普段は心にしまわれている本音を聞かせていただけることがあります（フットケアによるリラクゼーション効果を兼ねていることが関係しているのかもしれません）。

● **生物学的製剤の自己注射指導**

生物学的製剤の自己注射指導も療養支援外来の主な役割の1つです（図5）。

当院では、医師の指示に基づいて生物学的製剤の導入の説明・指導を看護師が担当しても同じように継続して指導できるように、定型化した指導内容を記載したパス表に沿って実施しています（表1）。

自己注射における支援の一例を紹介すると、まず医師から指示があった製剤で間違いないか、手指関節や手首の関節の変形による支障や握力の問題はないかを確認しながら自己注射ができそうか確認します。難しいと思われた場合は、家族などの協力が得られるかのアセスメントを行い、問題点について、考えます。また患者さんの言葉、表情、態度などから注射への抵抗、恐怖心がないかを確認していきます。

このとき患者さん自身、自己注射ができるようになり、関節リウマチの状態が良くなることで何ができるようになりたいかを表出できるように働きかけ、そのことを十分理解してあげることも大切です。図5の患者さんは「また包丁を握れるように戻りたい、そしてご主人にご飯を作ってあげたい」との目標をもって自己注射の練習に励まれていました。

■ **コーチングスキルの有用性**

慢性疾患の治療の成否には、患者さん本人の治療参加への意欲が大きくかかわっています。その意欲を引き出す手法として臨床の場ではコーチングスキルが活用されることがあります。コーチングとは『教えること（ティーチング）ではなく、「引き出すことを目的とする。」ともいわれています』[2]。

当院の糖尿病センターにはコーチングスキルに詳しい医師がおり、療養支援外来を担当する看護師たちもコーチングスキルを教わっています。初めてコーチングスキルを学んだとき、患者さんのさまざまな思いを予想以上に引き出すことができたことをいまでも覚えています。

---

3 療養支援外来の成果の検証

数間らは「外来での療養支援の目標は、人々が疾患管理をそれぞれの生活に織り込み、折り合いをつけてその生活を再構築していけるようにすることであ

図5　生物学的製剤皮下注射指導の様子

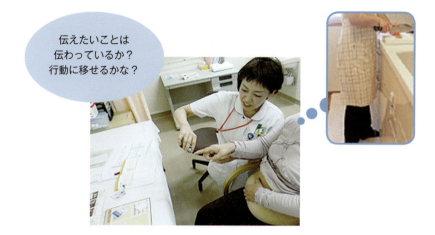

表1　生物学的製剤の指導表（自己注射確立への問題点）

- 医師からの新規治療の提案
- 自己注射の受容は可能か
- 家族の協力が必要な状況か否か
- 手指関節、手首関節の変形による支障や、握力はあるか
- 注射への恐怖心がないか
- 看護師・患者・薬剤師が関わり、意志決定支援
- 患者はどうなりたいのか、注射をしていまの自分が改善したときに何をしたいのか、どうなりたいかをイメージしてもらう

る」と述べています[1]。私たち療養支援外来の看護師もこの目標を常に心がけています。

　2015年のリウマチ白書[3]によると、関節リウマチ患者さんが現在不安なことは「悪化・進行」、「日常生活動作（ADL）の低下」、「薬の副作用や合併症」「老後の不安」の順で多く、現在つらいことは「治らない」「何かにつけて人手を頼むとき」「激しい痛みがある」「冠婚葬祭、近所付き合いができない」の順に多くなっています。はたして当院の療養支援外来は、このような患者さんの心の訴えをうまく引き出すことができているのでしょうか。

　そこで、療養支援を行った内容や医師へ伝えたい内容記録（看護記録）を検証してみました。その結果（図6）、療養支援外来に携わっている11名の看護師すべてが、関節の状態、患者さんの状況、内服アドヒアランスの状況につい

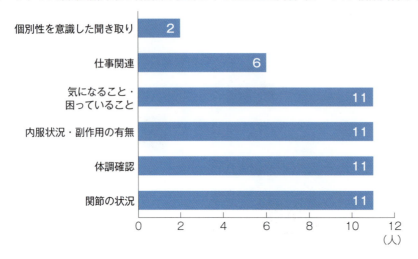

図6　リウマチ療養支援外来の看護師が医師に申し送る主な内容（n＝11、複数回答あり）

て申し送っています。すなわち、患者さんとその点についても状況確認や支援を行っていたことがわかりましたので、リウマチ白書にみられた不安に対しては応えられているといってよいと思われました。

> **看護師の思い⑤　患者さんの気持ちに寄り添うために**
>
> 　私たち看護師は患者さんの生の言葉に教わることが多くあります。患者さんにかかわりながら、患者さんごとの性格や価値観、ストレス耐性の違いを理解し、心の動きに配慮して支援を進めることが大切だと考えています。ただし、あまり答えを求めようと焦らずに、時には待つことも必要だと感じます。
> 　また、療養支援外来は毎回同じ看護師が対応できるわけではないため、前回と違う看護師が対応した際に患者さんの気持ちを置き去りにしないように、しっかりと情報共有することも心がけています。

4 おわりに

　看護師は関節リウマチ診療のように多職種がかかわる現場においては、各職種間の連携がうまくいくように間を繋ぐ役割を担っています。患者さんを中心としたチーム医療を行うには、お互いの連携が重要であるため、その調整役として、看護師の役割は重要であると考えます。何よりも患者さんの病気の寛解（安定）とQOLの向上を目標にしていきたいと思っています。
　療養支援外来にかかわる看護師は、この調整役としての役割を意識しつつも、

関節リウマチ診療に携わる医療者の方へ　第6章

患者さんがリウマチ膠原病をかかえながらもQOL（生活の質）を重視し、協働する（一緒に考える）という姿勢を第一にしていかなければならないと考えています。

看護師の思い⑥　人間的な成長をめざして

　患者さんと協働するためには、看護者としての専門的能力や、コーチングスキルなどの技術的なもの以外に、患者さんの興味に近づけるような、社会人としての学問・知識を広く身につけておかなければなりません。すなわち、新聞や情報誌に目を通し、芸術・文化に関する教養を高め、豊かな心やたしなみを持った人間に成長していかなければならないのです。

　私たち看護師は、自身の学びや体験を最大限に活かし、患者さんがその人らしい人生を全うできるように対象に合った看護を行い、対象を支えていきたいと考えています。

■ 文献

1）「外来看護パーフェクトガイド」（数間恵子／編），看護の科学社，2013
2）「かかりつけ医必携！ 地域包括ケア時代における行動変容と継続支援」（小谷和彦／編著），p.26，じほう，2016
3）「2015年 リウマチ白書〜リウマチ患者の実態編（総合編）」，公益社団法人日本リウマチ学会，2015

◆ 監修者プロフィール

植木幸孝（うえき ゆきたか）

社会医療法人財団 白十字会 佐世保中央病院 リウマチ・膠原病センター 臨床研修・研究統括部長

1956年12月24日生まれ。

1981年：長崎大学医学部卒業。長崎大学医学部第1内科学教室入局。同付属病院で初期研修。その後、免疫グループで臨床・研究に従事。

1989年から佐世保中央病院勤務。

1993年：内科診療部長

2002年：リウマチ・膠原病センター長、長崎大学臨床教授。

2004年：佐世保中央病院　副院長。

2005年：社会医療法人財団佐世保中央病院　院長。

2014年：同法人常務理事、臨床研修・研究統括部長、現在に至る。

この間、終始リウマチ・膠原病患者さんの診療に従事する。

座右の銘：すべての医師は、現場実践至上主義の職人医師たれ！

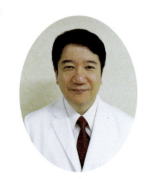

関節リウマチ患者と家族のための 生活を楽しむ知恵と技
くらしかた、動きかた、介助のしかたがわかる！

2018年5月15日　第1刷発行	監　修	植木幸孝
	発行人	一戸裕子
	発行所	株式会社　羊　土　社
		〒101-0052
		東京都千代田区神田小川町 2-5-1
		TEL　　03（5282）1211
		FAX　　03（5282）1212
		E-mail　eigyo@yodosha.co.jp
		URL　　www.yodosha.co.jp/
ⓒ YODOSHA CO., LTD. 2018	ブックデザイン	株式会社サンビジネス
Printed in Japan	動画制作	プロダクション ブイフォース
ISBN978-4-7581-1830-9	印刷所	広研印刷株式会社

本書に掲載する著作物の複製権、上映権、譲渡権、公衆送信権（送信可能化権を含む）は（株）羊土社が保有します．
本書を無断で複製する行為（コピー、スキャン、デジタルデータ化など）は、著作権法上での限られた例外（「私的使用のための複製」など）を除き禁じられています．研究活動、診療を含み業務上使用する目的で上記の行為を行うことは大学、病院、企業などにおける内部的な利用であっても、私的使用には該当せず、違法です．また私的使用のためであっても、代行業者等の第三者に依頼して上記の行為を行うことは違法となります．

JCOPY ＜（社）出版者著作権管理機構　委託出版物＞
本書の無断複写は著作権法上での例外を除き禁じられています．複写される場合は、そのつど事前に、（社）出版者著作権管理機構（TEL 03-3513-6969, FAX 03-3513-6979, e-mail：info@jcopy.or.jp）の許諾を得てください．